"十二五"国家重点图书出版规划项目

中医优势治疗技术丛书

◆ 总主编 周 然 张俊龙

磁 疗

主编 王 军

编者 李 玮

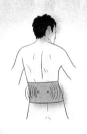

科学出版社

北 京

内 容 简 介

　　磁疗是一种简便、有效的中医优势治疗技术,被广泛应用于临床各科的医疗、康复与保健。在我国,磁疗技术采用中西医结合方法,运用磁场作用于人体各部分以治疗疾病,治法独具特色,深受临床医师及患者的欢迎。全书主要介绍了磁疗技术的基本理论、临床应用和注意事项。

　　本书可供基层医务工作者和患者参阅,也可供中医爱好者阅读使用。

图书在版编目(CIP)数据

磁疗 / 王　军主编 . —北京:科学出版社,2014.4

(中医优势治疗技术丛书/周　然,张俊龙总主编)

ISBN 978-7-03-040398-8

Ⅰ. 磁… Ⅱ. 王… Ⅲ. 磁疗法 Ⅳ. R454.1

中国版本图书馆 CIP 数据核字(2014)第 070940 号

责任编辑:郭海燕　刘　亚　曹丽英 / 责任校对:彭　涛
责任印制:李　彤 / 封面设计:王　浩
绘图:北京眺艺企业形象策划工作室

科 学 出 版 社 出版

北京东黄城根北街 16 号
邮政编码:100717
http://www.sciencep.com

北京中石油彩色印刷有限责任公司 印刷
科学出版社发行　各地新华书店经销

*

2014 年 4 月第　一　版　开本:B5(720×1000)
2023 年 3 月第七次印刷　印张:11 1/2
字数:213 000

定价:35.00 元

(如有印装质量问题,我社负责调换)

总　前　言

中医学历经几千年的发展，形成了独特的理论体系和完善的治疗技术体系。其治疗技术体系大体分为两类，一为遣方用药。它被作为中医治疗疾病的主体方法。时至今日，我们中医临床工作者诊疗疾病多处方开药，人民群众也多选择服用汤丸膏散等内服药物祛病疗疾。概因理法方药为中医辨证论治体系的高度概括。二为中医优势技术。翻开一部中医学的发展简史，我们不难看到，人们在经历了长期的无数次实践以后，早在新石器时代，就已经会运用针法、灸法、按摩术、止血法这些原始的、朴素的、简单的医疗技术。从砭石到九针，从针刺到药物贴敷，从神农尝百草到丸散膏丹汤饮酒露的制剂技术，从推拿正骨手法到小夹板的应用，这些都是时代的创造、医家的发明，都是当时社会发展条件下的医学领域的领先技术。经过历代医家的不懈努力和探索，这些技术内容丰富、范围广泛、历史悠久，体现了其临床疗效确切、预防保健作用独特、治疗方式灵活、费用比较低廉的特点，传承着中医学的精髓和特色。

这些优势技术或散见于民间，或零散于古籍记录，或濒临失传，面临着传承和弘扬的两大难题。2009 年，国务院出台的《关于扶持和促进中医药事业发展的若干意见》中就强调指出："老中医药专家很多学术思想和经验得不到传承，一些特色诊疗技术、方法濒临失传，中医药理论和技术方法创新不足。"也有专家痛心疾首地指出，"近年来，中医药特色优势淡化，手法复位、小夹板等'简、便、验、廉'的诊疗手段逐渐消失或失传。"由此可见，传承、发展并不断创新中医技术迫在眉睫、刻不容缓。

近年来的医改实践证明，中医药在满足群众医疗保健需求、减缓医药费用上涨、减轻患者和医保负担等方面发挥了很好的作用，缓解了群众看病就医问题，放大了医改的惠民效果。人民群众对中医药感情深厚、高度信赖，中医药作为一种文化已经深深地渗入中国百姓的日常生活当中。中医的一些技术特别是非药物方法，普通百姓易于接受、也易于掌握使用，可获得性强，适用于广大人民群众的养生保健和疾病治疗，很多人自觉不自觉地运用中医药的理念和优势技术进行养身健体、防治疾病。

传承和发展中医药技术是每一名中医药人的使命担当。正如国医大师邓铁涛教授所说："中医之振兴，有赖于新技术革命；中医之飞跃发展，又将推动世界新技术革命"。我们山西中医学院将学科发展的主攻方向紧紧锁定中医药技术创新，不断深化学科内涵建设，凝练学科研究方向，组建优势技术创新研发团队，致力于中医药技术的研究、开发、规范制定和应用推广，以期推动中医药技术的创新和革命，为人民群众提供更多的中医药技术储备和技术应用。

因此，我们组织既有丰富临床经验，又有较高理论素养的专家学者，编写了这套《中医优势治疗技术丛书》。丛书以中医优势治疗技术为主线，依据西医或中医的疾病分类方法，选取临床上常见病、多发病为研究对象，突出每一种优势技术在针对这些常见病、多发病治疗时的操作规程，旨在突出每一项技术在临床实践中的知识性、实用性和科学性。

这套丛书既是国家"十二五"科技支撑计划分课题"基层卫生适宜技术标准体系和评估体系的构建及信息平台建设研究和示范应用"、国家中医药管理局重点学科"中医治疗技术工程学"和山西省特色重点学科"中医学优势治疗技术创新研究"的阶段性研究成果，也是我们深入挖掘、整理中医药技术的初步探索，希望能够指导基层医疗卫生机构和技术人员临床操作，方便中医药技术爱好者和家庭自疗者参考使用。

2014 年 3 月

目　　录

上　篇　磁疗技术概论

下　篇　磁疗技术的临床应用

上篇

磁疗技术概论

1 磁疗技术的学术源流

1.1 磁疗技术的定义

磁疗技术（简称磁疗）是运用磁场作用于人体的经络、腧穴、病变部位，从而防治疾病的一种方法。

磁疗取穴虽与针灸疗法相同，但磁疗是使磁体接触人体体表，磁力线进入人体，患者局部一般无不适感觉；而针灸则是把银针刺入人体，患者有酸、麻、胀、痛等感觉。磁疗与声、光、电、热等均属物理疗法，但各以其物理性能作用于人体起到治疗作用。磁疗既吸收了祖国医学经穴作为治疗点，又在物理疗法中开辟了一条新的治疗途径，是一种中西并用的理疗方法。

1.2 磁疗技术的历史沿革

我国利用磁石治疗疾病，已经有两千多年的历史。公元前 3 世纪《吕氏春秋》中就有"慈石召铁，或引之也"的记载。司马迁所著《史记·扁鹊仓公列传》中叙述："齐王侍医遂病，自炼五石服之。"五石即丹砂、雄黄、白矾石、曾青和磁石。《神农本草经》记载了磁石性"味辛酸寒"，可治疗"周痹、风湿、肢节肿痛、酸肩，除大热烦满耳聋"。《名医别录》中，陶弘景将其主治范围进一步扩大，并提及运用磁石炼水治疗小儿惊痫，是磁化水治病最早的记述。《千金方》中孙思邈首次用磁石配朱砂、神曲制成"磁朱丸"，认为"常服益眼力"，并将磁石末外用，以治疗金疮出血。利用磁场作用治疗疾病见于宋代，如《济生方》云："真磁石一，豆大，……新棉裹塞耳中，口含生铁一块，觉耳中如风雨声，即通。"《本草纲目》中李时珍对明代以前各医家应用磁石治病的经验进行了概括总结，并提出"大肠脱肛，磁石末涂囟上，入后洗去"。从现有古籍的记载分析，我国历代医家将磁石不仅用于治疗内科、外科疾病，而且也用于治疗儿科、五官科疾病；治疗方法上不仅可入丸散膏丹内服，也可研末外敷。

新中国成立后，我国的磁疗随着科学技术的进步不断发展，现代磁疗主要是利用高科技的磁性材料，在中医经络理论的指导下，通过穴位磁疗用以预防和治疗疾病，因此也扩大了磁疗的应用范围，疗效亦日益提高。20 世纪 50 年代末，磁疗器具由国外传入我国，上海生产出磁性降压带用于治疗高血压病等疾病；60年代湖南将磁疗技术用于风湿性关节炎、小儿支气管哮喘等疾病的治疗；1970年包头矿务局职工医院运用经穴磁珠疗法治疗高血压病、三叉神经痛、颜面神经麻痹等疾病；稀土永磁磁片试制成功后，1973年湖南省医务人员应用钐钴合金磁片贴敷治疗疾病，使磁疗的适用范围扩大，疗效提高；1974年北京积水潭医院将旋转磁疗机应用于临床，变静磁场为动磁场；之后，徐州、上海相继将磁处理水用于治疗泌尿系统结石；广东、湖南、安徽、北京、天津、上海等地医务人员研制出直流电磁疗机、脉冲磁疗机等各种电磁疗机，并将其广泛地用于临床各科疾病的治疗中。1977年上海瑞金医院首次利用磁场的镇痛作用，将磁场麻醉应用于手术，湖南、河南、山西等地也开展了磁场麻醉。1979年湖南用稀土钴永磁体制成永磁吸取器，用于吸出肢体、躯干软组织内的铁性异物，取代了传统的电磁铁。此后磁疗产品的种类进一步丰富，出现了磁电按摩器、磁疗眼镜、磁疗椅、磁疗床、磁疗腰（腹）带、磁疗手表、磁疗项链、哈慈五行针和磁极针等。此外，广大医务工作者对磁疗的作用机制也进行了深入的临床和实验研究与探索，使磁疗技术的理论与实践得到进一步发展。目前磁疗已被广泛应用于临床各科，治疗病种达上百种，特别是具有特色的穴位磁疗法，不仅深受患者的欢迎，也受到国内外医学界的重视。

2 磁疗技术的基本原理

2.1 磁疗技术的物理基础

2.1.1 磁场的一般性质

（1）磁体与磁性

能够吸引铁、钴、镍等物质的性质称为磁性。具有磁性的物体称为磁体。磁体一般又分为永磁体和软磁体。永磁体由很多磁性分子组成。每个磁性分子就是一个极小的磁体，能够长期保持磁性，不易失磁，也不易被磁化。软磁体极性可以随所加磁场极性而变化，如导磁体和电磁铁的材料。

磁体按其来源可分为天然磁体和人造磁体。药用的磁石是天然磁体（Fe_3O_4），天然磁体的磁性较小。目前临床应用的磁体都是人造磁体，具有体积小、磁性强的特点，是在天然磁体的基础上掺入钢、钴、镍等金属合金经人工合成的。

（2）磁极与磁化

磁铁两端磁性强的区域称为磁极，一端称为北极（N极），另一端称为南极（S极）。磁极间具有相互作用，同名磁极相斥、异名磁极相吸。一些物体在磁体或电流的作用下会获得磁性，这种现象称为磁化，如磁铁能吸铁棒，当铁棒离开磁铁后，铁棒也能吸铁，即铁棒已被磁化而具有了磁性。磁化的形成过程称为磁感应。

（3）磁力与磁场

磁体吸引物体或排斥物体所施的力即磁力。磁体本身并不存在磁力，它是两个磁体之间的相互作用结果，可表现为斥力和引力。在磁铁周围的空间里有磁力的作用，磁力在空间所及范围称为磁场，磁场是一种特殊的物质。拿一根磁铁逐渐靠近一堆铁屑，可以看到在磁铁未接触铁屑之前，铁屑就能被磁铁吸引，可见磁场如同磁铁的延长。它是一种能的表现形式。

2.1.2 磁性材料的种类

医用磁性材料可分为永磁材料与软磁材料两类，因二者矫顽力的大小不同，故应用于磁疗时各不相同。例如，临床广泛应用的磁片是用不同类型的永磁材料做成的；电磁治疗机的磁头，其线圈中的铁心是用软磁材料制成的。软磁材料比较常用的有纯铁、硅钢片等。典型的软磁材料，可以用最小的外磁场实现最大的磁化强度。软磁材料具有很高的磁导率，在外加磁场作用下，可以获得很高的磁感应强度。外加磁场强度相同时，磁导率越高，获得的磁感应强度越大；磁化场较低时，因其磁导率高，也可获得较高的磁感应强度。软磁材料的磁感应强度随外加磁场的变化而改变的性质与永磁材料相比较，在其磁性上有"柔软"的特点。

2.1.3 磁场类型

根据磁场强度、方向与时间的关系，磁场可分为以下四种类型。

（1）恒定磁场

磁场强度和方向保持不变的磁场称为恒定磁场或恒磁场，如铁磁片和通以直流电的电磁铁所产生的磁场（图1）。恒定磁场又称为静磁场，而交变磁场、脉动磁场和脉冲磁场属于动磁场。

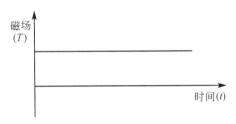

图1　恒定磁场

（2）交变磁场

磁场强度与方向均随时间发生变化的磁场称为交变磁场，频率属于低频范围，如低频交变磁疗机产生的磁场（图2）。

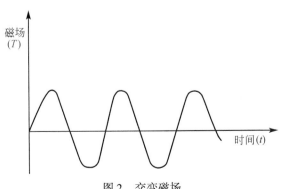

图2　交变磁场

（3）脉动磁场

磁场强度随时间发生变化，但方向不发生改变的磁场称为脉动磁场，如脉动磁疗机产生的磁场（图3）。

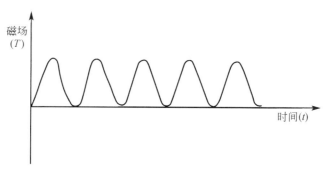

图3　脉动磁场

（4）脉冲磁场

磁场强度随时间发生变化，由零很快上升到峰值，又从峰值很快下降到零的磁场称为脉冲磁场，具有突然出现、突然消失的特点，至再次出现之前有间歇时间，其长短与脉冲频率有关（图4）。频率越高，脉冲宽度越大，间歇时间越短；反之，间歇时间越长。脉冲磁场包括均匀脉冲磁场、渐强脉冲磁场和疏密脉冲磁场三类。

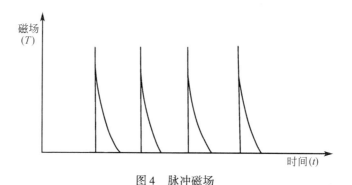

图4　脉冲磁场

此外，还有一种交变衰减磁场，这种磁场的磁场强度随着时间变化而变化。其方向、频率随着时间变化，因而形成了一种比上述四种磁场复杂得多的磁场。

2.1.4　磁电与生命活动的关系

人体生命活动中，各种组织器官（如心、脑、肺、骨骼）等均会产生微弱的磁场，具有一定的磁性。这是由于构成人体的基本物质是蛋白质、核酸和核蛋白，这些物质的基础是基本化学元素，由原子核和核外电子组成。由于电子和原子核具有磁性，因此人体的各种生命活动如心脏跳动、肌肉收缩等便会产生电子传递、离子转移、神经电活动等生物电过程，其实质是核外电子的运动变化，即核外电子的分布、能量状态和它的运动形式及其相互作用关系的变化。例如，当外加磁场作用于人体时，对体内运动电荷的作用力可以改变原生物电流大小和运动方向，并可产生微弱的感应电流，同样也要影响体内电子运动的方向、细胞内外离子的分布和离子的浓度与速度，可导致细胞膜电位的改变，影响神经兴奋和抑制，并可使细胞膜通透性增强，促使细胞内外物质交换，促进和减缓某些化学反应。

健康人体内存在的电子流动状态和分布形态是处于动态平衡的，如果人体内这种平衡状态受到某种因素的影响而被打破，以致影响正常的生理功能，人就会得病。选择恰当的穴位或部位施加适量的外加磁场，通过改变外加磁场的大小和方向，控制电子的传递方向和传递速度，以调节人体生物电流分布形态和状态，使其恢复平衡，达到治疗疾病的目的。

2.2 磁疗技术的治疗作用

2.2.1 镇痛作用

利用恒定磁场、脉动磁场、脉冲磁场、交变磁场及衰减磁场等不同类型的磁场，采用热板法、热烫法、乙酸刺激法与电刺激法等方法对磁疗的镇痛作用进行实验研究。结果表明磁场可提高实验动物的痛阈，且镇痛作用明显，起效较迅速。研究还提示磁场镇痛作用的大小与磁场强度相关，磁场强度越强，镇痛作用越明显。大量的临床病例证实，磁疗对神经性疼痛、损伤性疼痛、痉挛性疼痛等均有良好的镇痛效果，可提高痛阈和耐痛阈。磁疗止痛的起效时间因病种、病程等而不同，旋磁法起效时间最短，静磁法效果持续时间较长。其作用机制尚不清楚，可能与磁场作用于经络穴位，通过经络增强人体的生物电磁能，促进气血流通，以达通经止痛目的；或通过作用于感觉神经降低其兴奋性，抑制某些致痛物质的活性，促进镇痛物质浓度升高，产生镇痛效果。

2.2.2 镇静作用

磁疗具有改善睡眠质量、增加睡眠时间、缓解肌肉痉挛、减低肌张力等作用，可用于治疗神经衰弱和失眠。上述作用可能与磁场对神经中枢的抑制作用有关，实验证实，在一定量的磁场作用下，大脑皮质的抑制过程加强，肌张力减低。

2.2.3 消炎作用

磁疗对物理化学性因素、生物性因素所致的急性炎症均有效，可用于治疗浅层炎症和内脏某些炎症，如睑腺炎（麦粒肿）、脉管炎、创伤感染、支气管炎、急性乳腺炎、肛门脓肿等。磁疗抗炎的作用机制不详，可能因为磁疗可提高细胞免疫功能，增强白细胞吞噬功能；通过改善局部血液循环，促进炎性渗出物吸收与消散、加速炎性化学介质的清除；降低毛细血管通透性，促使致炎性物质渗出减少，最终达到消炎作用。

2.2.4　消肿作用

消肿作用是磁疗的重要作用之一，已得到公认。磁疗可明显减轻局部或肢体肿胀，对急性扭挫伤、外伤性血肿和静脉炎引起的肢体水肿以及神经血管性水肿等均有较好的疗效。部分实验表明磁场的消肿作用随时间增加而增强，故适当增加治疗时间，可获得较好的治疗效果。磁疗的消肿作用既可促进渗出物的吸收消散，又可减少并阻止其继续渗出，具有促进吸收和抗渗出的双重作用，其机制可能与改善微循环、降低毛细血管通透性、加速局部蛋白转移、降低胶体渗透压等效应有关。

2.2.5　降压、降脂作用

磁疗不仅能缓解高血压患者的症状，还可以使血压下降。磁场作用于机体一定的穴位产生调节中枢神经和自主神经的效应，降低其兴奋性，增强抑制功能，改善血管舒缩功能，使外周微血管扩张，末梢血管阻力降低，血压降低，尤其是对早期高血压疗效明显。

血脂增高的高血压患者施行磁疗，其血脂出现不同程度的降低。动物实验表明磁场有降低血脂的作用。磁场作用于机体，引起胆固醇结构的改变，使胆固醇不易沉淀在血管壁上，也可通过神经系统的调整作用及某些酶的作用，影响血脂代谢，使患者血脂降低。

2.2.6　止泻作用

大量的临床实践证明，各种不同类型的磁场不仅对一般单纯性消化不良及肠炎等引起的腹泻有明显的止泻作用，而且对中毒性消化不良性腹泻亦有良好效果。这与磁疗减低肠蠕动，促进肠黏膜对水分、电解质、葡萄糖等物质的吸收与抗渗出等作用相关。

此外，磁疗具有双向调整作用，其既可利用磁场提高面神经的兴奋性，治疗面神经麻痹，又可降低面神经的兴奋性，用以治疗面神经痉挛。这种双向调整作用已被临床证实。

3 磁疗技术的器具制备

从早期内服天然磁石到外用磁石，再到各种磁疗器械，科学技术的发展促进了磁疗器械的不断更新换代。常用的磁疗器械包括磁片、各种类型的磁疗机及医用磁水器等。

3.1 磁片

3.1.1 磁片的形状与大小

磁片是临床最常用的磁疗器材，其形状为长方形、圆形、圆柱形及不规则形等（图5）。磁片面积大小不同，其用途各异。例如，临床最常用的圆形磁片，微型者直径为 2～3mm，又称磁珠，适用于耳穴贴磁；小者直径小于 10mm，适用于穴位贴磁或保健器具；中者直径为 10～25mm，适用于间接贴磁，用于磁疗器械或保健器具；大者直径大于 25mm，最大达 100mm，磁片的厚度大于 10mm，适用于磁疗床、磁疗椅、磁疗机等。

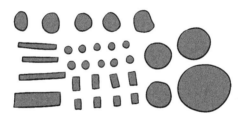

图 5　磁片的形状

3.1.2 制造磁片的永磁材料

制造磁片常用的永磁材料包括稀土钴合金永磁材料、铁氧体与铝镍钴磁钢等。

稀土钴合金永磁材料是稀土金属元素与钴合金充磁后形成的。用于磁片的稀土金属元素主要是钐和铈。钐钴合金永磁体磁性能好，表面磁场强，但价格高昂，主要用于制造旋转磁疗机与某些深在部位疾病的贴敷，难以广泛应用。铈钴合金永磁体的磁性能、表面磁场强度次于前者，但基本可满足临床需要，因成本较低，较广泛地应用于贴敷法，并用来制作旋转磁疗机。

　　镨钐钴合金永磁体是新型磁性材料，磁性能优于铈钴合金永磁体，稍次于钐钴合金永磁体，但具有价格较低的优势。

　　铁氧体性能比稀土钴合金差，持续的时间短、不耐热，磁片易碎，但其价格最便宜，表面磁场强度基本可以达到治疗一般性疾病的要求，临床应用仍较普遍。

　　铝镍钴磁钢分为五类磁钢与八类磁钢，八类磁钢因磁性能较差，成本较高，临床应用较少。

3.2　间接敷磁

　　间接敷磁就是将各种不同规格的磁片制成治疗器具贴敷或佩戴于患病部位，目前国内此类磁疗器械种类繁多，可分为装饰型和实用型两种类型，前者既是具有治疗作用的磁疗器械，又是美观的装饰品，如磁疗手表、磁疗项链、磁疗手镯、磁疗戒指等；后者则是将磁片按取穴位置缝制在柔软的棉织物上，用以治疗某种或某类特定疾病，如磁疗腰带、磁疗护膝、磁疗背心、磁疗腹带等。

3.2.1　装饰型磁疗器械

　　表型磁疗器可作用于手腕内关、外关穴，治疗高血压、神经衰弱等；项链型磁疗器可作用于颈部、天突等部位，治疗颈椎骨质增生、失眠等；戒指、手镯型磁疗器可作用于手指诸穴，治疗指节疼痛、指关节麻木等。

3.2.2　实用型磁疗器械

　　实用型磁疗器械因磁片的作用部位不同，疗效各异。磁疗乳罩可作用于乳根穴，治疗乳腺增生、乳痛等；磁疗背心可作用于天突、肺俞等穴，治疗支气管哮喘、支气管炎、肺气肿等；磁疗腰带可作用于天枢、命门、神阙等穴，治疗腰椎间盘突出症、腰肌劳损、坐骨神经痛等；磁疗腹带可作用于气海、关元等穴，治疗痛经、月经不调、消化不良等；磁疗护肩可作用于肩井、肩髎等穴，治疗肩周炎、上肢麻木；磁疗护肘可作用于少海、曲池等穴，治疗肘关节疼痛、上肢麻木；磁疗护膝可作用于阴陵泉、阳陵泉、膝眼等穴，治疗膝关节疼痛；磁疗护腿可作用于足三里、三阴交等穴，治疗小腿疼痛麻木；磁疗护踝可作用于昆仑、三阴交，治疗踝关节（又称距小腿关节）扭伤、关节炎等（图6）。

　　此外，目前市场上还有磁疗保健用品垫，包括磁疗枕垫、磁疗坐垫、磁疗褥垫、磁疗被等。磁疗枕垫可治疗失眠及神经衰弱，磁疗坐垫可治疗肛裂和痔，磁疗褥垫用于慢性关节疼痛，磁疗被和磁疗褥垫一起使用时，须注意二者磁片的极性取向要相反。

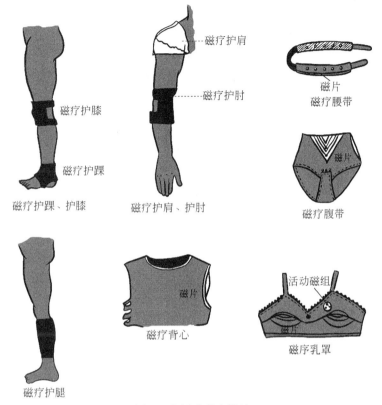

磁疗护膝

磁疗护踝

磁疗护踝、护膝

磁疗护肩

磁疗护肘

磁疗护肩、护肘

磁片

磁疗腰带

磁片

磁疗腹带

磁片

磁疗背心

活动磁组

磁片

磁序乳罩

磁疗护腿

图6 实用型磁疗器械

3.3 旋转磁疗机

旋转磁疗机是临床常用的磁疗器械，是由微型电动机带动磁体，在选定的穴位上旋转，以便在人体内产生一个脉动或交变磁场的器械。其基本结构见图7所示。在微型电动机转轴上安装一个直径3～5cm的不导磁圆盘，圆盘表面固定大小、重量、磁强相等的对称强磁体，外罩保护罩以防磁体旋转时擦伤皮肤。磁体形状有圆形、长条形等；所用磁片数量不等，可用1片、2片、3片、4片或8片，也可用单条形或双条形磁体；排列形式各异，一般采用同名极排列，即磁体的S极或N极同时对向保护罩，从而形成脉动磁场；异名极排列指磁体的S极或N极交替对向保护罩，从而形成交变磁场。前种排列可使磁场作用较深，后者磁场作用较浅。如果病变部位较深，可通过增加磁片的数量、体积或提高磁片的磁场强度以增强磁疗效果。旋转磁疗机电机转速为1500～4000转/分，电源一般用

11

交流电或干电池，交流电作电源时需经过整流后变成直流电再输至电动机。

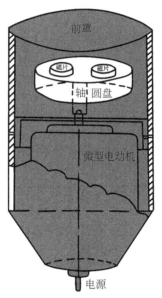

图 7　旋转磁疗机结构

　　常用的旋磁治疗机包括微型旋磁治疗机、台式旋磁治疗机和立式旋磁治疗机。

　　微型旋磁治疗机是用手电筒或小塑料圆筒改装的。电动机安装在手电筒或圆筒前部，电动机轴上粘贴磁片，用干电池作为电源。按动开关，电动机就转动，磁片也随之转动起来，进而产生旋转磁场，用于浅表性疾病或穴位磁疗。

　　台式旋磁治疗机由机头、电动机、磁片及固定圆盘、支架、底座等部分组成。机头为单机头或双机头，双机头可以同时治疗两个部位或两名患者。台式旋磁治疗机临床应用较广泛，通过转动支架，使机头接触患区或穴位。电源有交流式与交直流两用式。

　　立式旋磁治疗机有支柱立于地面，其他结构同台式磁疗机。旋磁治疗机的旋转速度越快，产生的脉动或交变磁场的变化频率越大，对机体或穴位的作用越强，从而提高疗效。但临床上多用中速度，因旋转速度越快反而使磁场强度明显下降。

　　旋磁治疗机使用方便、简单，适合家庭使用。

3.4　磁电按摩器

　　磁电按摩器由电按摩器与磁片组成，将数量不等的磁片安放在电按摩器的按摩头上，开机后，电按摩器发生振动，带动磁体上下振动，具有磁疗及按摩的双重作用。根据治疗的疾病和部位不同，可选择不同形状的按摩头，如圆形、喇叭形、圆柱形等。

3.5　电磁治疗机

电磁治疗机利用电磁感应，采用硅钢或矽钢片，外绕线圈，通过直流电或交流电产生低频交变磁场、脉冲磁场与脉动磁场等动磁场，构造和操作过程比磁片组成的治疗机复杂，是目前临床常用的磁疗仪。磁场的强度与线径的粗细、匝数、硅钢片的厚度、截面大小成正比。磁头根据身体部位不同制成不同的形状，如平板形磁头适用于腰腹部，弧形或半圆形磁头适用于关节等部位。

3.5.1　低频交变磁疗机

低频交变磁疗机由电源与磁头组成。磁头插入线圈中，固定在特制的铁盒内。磁头一面开口并安装有一块薄铜片或螺旋弹簧，使磁场作用于人体。在交变磁场作用下，线圈发生振动，铜片或弹簧亦发生振动，对人体组织起到按摩作用。

3.5.2　脉冲磁疗机

脉冲磁疗机可以产生直流脉动磁场、均匀脉冲磁场、疏密波脉冲磁场和渐强脉冲磁场，其适应证较广，操作时可对磁场种类、磁场强度和磁场频率进行选择（图8）。

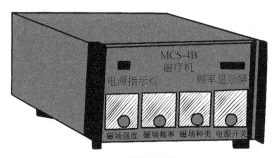

图8　脉冲磁疗机

3.5.3　脉动磁疗机

脉动磁疗机磁场穿透力很深，由电源与磁头两部分组成。交流电经过整流后，转为脉动直流电，输送给线圈，产生脉动磁场从而作用于机体。

3.5.4 衰减磁场治疗机

衰减磁场治疗机是利用交流电 LCR 电路的原理制成的，其磁场方向不断变化，同时磁场强度以先逐渐衰减后逐渐增强的形式变化，是一种复合磁场。因治疗机产生的复合磁场变化大，因而对机体产生的磁疗作用很强。

3.6 磁疗椅

将大型永磁铁氧体磁块或直流电磁铁布置于特制的椅子上，可单独或综合作用于人体头部、颈部、背部、腰部、腿部、脚底等部位，磁场强度较高、作用范围较大，操作方便。可根据患者体型调整治疗部位相应位置，并设有定时自动开关、可调电流和振动装置。

3.7 磁疗床

采用永磁铁氧体磁块、直流电磁铁和交流电磁场作为磁场源，磁场强度可调，由于在床面均匀安装布置磁体，整个床面形成一个磁力线空间，患者卧位时全身均可受到磁场的作用，对风湿性疾病、瘫痪等有较好的疗效。

3.8 永磁体吸取器

永磁体吸取器可用于吸取眼球内与肢体、躯干软组织中的铁磁性异物，由永磁体和手柄构成，可做成多种角度与不同形状，便于对不同部位及深度的铁磁性异物进行吸取。使用时不需要电源，操作简便，成功率高。

3.9 磁化水和磁化器

经过磁场作用的水，称为磁化水。磁化水被临床应用于治疗和预防泌尿系统结石、消化系统疾病，取得了一定疗效，此外磁化水还具有杀菌作用，可用于预防细菌性痢疾。常用磁水器包括磁水杯和磁水壶等个人保健用磁水器、小型家用磁水器、医用磁水器及大型集体用磁水装置等。

4 磁疗技术操作的技术规范

4.1 静磁疗法

4.1.1 直接贴敷法

(1) 磁片固定法

本法采用胶布呈"十"字形固定，也可用稍大于磁片的块状胶布将磁片固定在皮肤上（图9）。

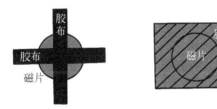

图9 磁片固定法

(2) 贴敷部位

选择痛点或采用邻近取穴、远隔取穴或循经取穴。

(3) 贴敷方法

1）单置法：将单磁片的极面正对治疗部位固定，适用于局限的表浅部病变。

2）并置法：将磁片横形或纵形贴敷在相应的治疗部位。若病变深且范围局限，可用同名极并置法，即使磁片的相同极性接触皮肤，使磁力线深达内部组织器官。若病变浅且范围较大，可用异名并置法，使磁片的不同极性接触皮肤，便于更多的磁力线穿过病变部位（图10）。

对置法：采用异名极配置在相对应的穴位或部位上贴敷磁片，即一磁片的S极与另一磁片的N极相对，利用异性相吸原理使磁场的作用加深，如内关对外关、内膝眼对外膝眼等（图11）。

此外，为避免磁片对皮肤的机械刺激，应在磁片与皮肤之间垫一层薄纸或纱布。易出汗的患者或夏季时，应经常擦拭磁片，防止磁片生锈。腕关节附近部位贴敷磁片时，注意摘掉手表。

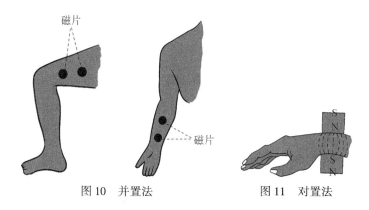

图 10 并置法　　　　　　图 11 对置法

（4）治疗时间

直接贴敷法多采用昼夜连续贴敷，患者难以耐受或贴敷磁片后影响日常活动时，也可以用间断贴敷法，缩短人体受磁场作用的时间。

直接贴敷法根据不同病情选择针对性的治疗部位或穴位，定位准确，且可以选择质量好的磁片，因此疗效优于间接贴敷法，但因使用胶布贴敷，可引起局部皮肤瘙痒，所以应 5～7 日更换 1 次贴胶布的部位，并定期轮换治疗部位或穴位。

此外，直接贴敷法还包括埋藏法。埋藏法即将经消毒后的磁片埋藏在治疗部位或穴位下，因磁场直接作用于治疗部位或穴位，减少了穿透皮肤造成的损耗，提高了治疗效果，且避免了反复的贴敷操作。但需进行手术埋藏磁片，有创伤，需注意防止感染。该法适用于慢性顽固性疾病。

4.1.2 间接贴敷法

间接贴敷法即将磁片放置或缝制到衣服口袋、内衣、衬裤、鞋、帽或特制的专用口袋，然后穿戴到身上，使穴位接受磁场的作用，适用于皮肤对胶布过敏或磁片较大不易固定者，也适用于慢性病需长期贴敷磁片者。例如，磁疗背心、磁疗乳罩、磁疗项链、磁疗帽、磁疗鞋等。

间接贴敷法的优势是使用方便，避免了胶布对皮肤的刺激，可整日或睡眠时佩带；但因使用时位置容易移动，穴位难以对准确，影响疗效，需要在治疗过程中经常调整磁片位置。另外，隔垫物也会降低磁场强度。

治疗时间可每日佩戴 10～16 小时，每疗程 1～2 个月，疗程间隔休息 10 日。可连续治疗数月，直至疾病痊愈。

磁片阵法和磁疗板常采用间接贴敷法。磁片阵法即将几个或几十个磁片排列组合成大面积的磁片阵，用以治疗病变面积直径大于 10cm 的疾病。为增强磁场穿透力，应选用同极磁片。磁片间距离以 2.5～3cm 为宜，若间距过小，则缩小了治疗的面积；间距过大，使磁力线过于分散，影响磁疗效果。若病变面积在 5～10cm² 时，采用磁疗板。

4.1.3 耳磁法

耳磁法即将磁珠或小磁片用胶布贴敷在耳穴上，利用磁体中产生的磁力线透入耳部穴位，具有良好的镇痛、止痒、催眠、止喘和调整自主神经功能等作用，是集磁场作用、机械按压作用与局部刺激作用于一体的疗法，具有优于耳穴疗法的疗效。穴位的选取与耳针疗法相同，每次选用 2～4 个穴位，以免磁场相互干扰。一般每次贴敷一侧耳郭，3～5 日后贴敷另一侧耳郭穴位，持续贴敷，15～30 日为 1 个疗程。此外，也将两个不同极性的小磁片对置于所选穴位上，耳郭的前后各一，根据异性相吸的原理，小磁片便互相吸附在耳郭上。有时为了减少磁珠直接作用于皮肤所产生的不良反应，可先用薄层脱脂棉将磁珠包起来，然后固定于局部耳穴。

耳磁法具有可自行操作、治疗方便的优点，因患者多能长期坚持治疗，因而疗效好。

4.1.4 磁针法

磁针法具有针刺与磁场的双重作用，局部常规消毒后，将针刺入穴位，再在针刺部位贴敷磁片或在裸露于皮肤外的针上固定一磁片。治疗时间为每次 20～30 分钟，每日 1 次，10～15 日为 1 个疗程。此种方法应用于活动不多的部位，以免因活动较多而引起疼痛。

4.1.5 磁疗针

磁疗针由圆头、手柄、磁体等部分组成，磁体被固定在手柄内，磁场能成束状聚集于圆头上（图 12）。磁疗针与针灸的不同点是磁疗针利用物理磁场通过圆头发挥作用，且不需刺入皮肤。使用时将磁疗针圆头直接按

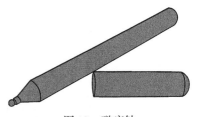

图 12 磁疗针

压在穴位或痛点上，使针体与穴位皮肤表面垂直，同时稍加压力，每次取 2～3 个穴位，每个穴位持续治疗 10～15 分钟，每日治疗 1～3 次。

4.1.6 磁电法

磁电法具有磁场与电流的双重作用，利用脉冲电流，将磁片的一极与脉冲电疗机输出导线端相连，另一极贴敷于穴位或治疗部位上（图 13）。治疗时，每次选用磁片 2～4 片，治疗时间为每次 20～30 分钟，每日或隔日治疗 1 次。电流强

度大小根据患者的耐受力进行相应调节。

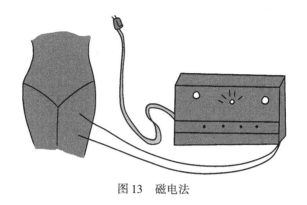

图 13 磁电法

4.1.7 磁吸法

(1) 吸取眼球内异物

在铁磁性异物进入眼球的创口处放置永磁体吸取器吸取异物，若一次未能全部吸出，可改变磁场的方向重复吸取。若为陈旧性外伤，可先定位异物，再做小切口，然后将永磁体吸取器对准切口吸取异物。对于陈旧性外伤，因异物长时间停留被纤维组织所包裹，故增加了吸出的难度。

(2) 吸取躯干肢体内异物

对于躯干肢体的开放性创伤，可先行消毒永磁体吸取器，再将其伸入创口吸取躯干肢体内异物。若铁磁性异物位置较深，定位不明确，可先进行异物的定位，即使用永磁体吸取器在异物可能存在的位置试探性测定，若患者感到皮肤、皮下组织出现明显的牵拉感，说明异物已被永磁体吸取器吸动。异物定位后，采用局部麻醉，做小切口，再将永磁体吸取器伸入创口，吸出异物。若定位过程中患者局部未出现牵拉感，需借助影像学技术进行定位，在 X 线透视下切开皮肤、皮下组织等；将经过消毒后的永磁体吸取器伸入切口探查，当切口内组织有牵拉现象时，顺着发生牵拉现象的软组织切开剥离，吸出铁磁性异物。

4.1.8 磁电按摩法

磁电按摩法是电动按摩与磁场两种因素的综合作用。使用时需根据治疗疾病及部位的不同，选择不同形状的磁按摩头，并将之安装于电动按摩机上，将按摩头置于患处或相应的穴位进行治疗。治疗时间为每次 15～30 分钟，每日 1 次。

4.1.9 磁疗椅法

根据病情需要选择相应的磁疗椅类型进行操作。治疗时间为 15～20 分钟，每日 1 次，15～20 日为 1 个疗程。

4.1.10　磁疗床法

患者取仰卧位，治疗时间为 15～25 分钟，每日 1 次，15～20 日为 1 个疗程。

4.2　动磁疗法

4.2.1　交变磁场法

交变磁场法多选用低频交变磁疗机进行治疗。治疗时，患者采取适当体位，根据治疗部位情况选择相应电磁头，放置在穴位或患部，打开电源开关，调节至适合的强度。治疗时间为每次 20～30 分钟，每日 1～2 次。如发现磁头过热，可在穴位上垫以纱布或更换磁头，防止烫伤。

4.2.2　脉动磁场法

根据脉动磁疗机设计与类型的差别，其操作方法略有不同。应根据治疗需要，调节磁头间距离，放置在治疗部位。治疗时间为每次 20～30 分钟，患者耐受可延长至 1 小时，每日 1 次。

4.2.3　脉冲磁场法

若两极在同一磁头，可直接将磁头置于穴位或患处。若两极分开一定距离，则将肢体或躯干患部置于两极之间。治疗时根据病情选择所需磁场，设定好磁场强度、磁场频率后开始治疗。治疗时间为每次 20～30 分钟，每日 1 次。

4.2.4　衰减磁场法

衰减磁场法即将治疗部位放入衰减磁场磁疗机线圈后，打开电源开关，选定时间进行治疗。治疗时间为每次 20 分钟，每日 1 次。

4.3　磁疗剂量

4.3.1　磁疗剂量的分级

磁疗剂量一般以磁场强度作为定量标准，以磁片的表面磁场强度、人体所接受的磁场强度的总和与动磁场强度进行分级，均以大、中、小三个剂量等级来区分。

（1）根据磁片的表面磁场强度分级

小剂量（又称低磁场）：每片磁片的表面磁场强度为 200~1000Gs[①]。

中等剂量（又称中磁场）：每片磁片的表面磁场强度为 1000~2000Gs。

大剂量（又称强磁场）：每片磁片的表面磁场强度超过 2000Gs。

（2）根据人体对磁场的总接受量分级

人体对磁场的总接受量是指贴敷于人体的所有磁片的磁场强度总合。

小剂量：人体接受的总磁场强度在 3000Gs 以下。

中等剂量：人体接受的总磁场强度在 3000~6000Gs。

大剂量：人体接受的总磁场强度在 6000Gs 以上。

（3）根据动磁场强度分级

小剂量（又称低磁场）：磁场强度在 1000Gs 以下。

中等剂量（又称中磁场）：磁场强度在 1000~3000Gs。

大剂量（又称强磁场）：磁场强度在 3000Gs 以上。

4.3.2 磁疗剂量的确定

由于磁疗剂量直接关系到疗效，因此应对每个患者的具体情况进行全面分析，确定有效磁疗方法的适当剂量。

（1）年龄体质的差别

年老体弱及年幼者，耐受性差，适应力低，易出现不良反应，一般宜用小剂量，人体对磁场的总接受量也应在小剂量范围内；或者开始磁疗时应用小剂量，当磁疗效果不明显同时又没有不良反应时，可以适当增加磁疗剂量，由小剂量进入到中等剂量。

（2）病变部位的差别

因神经系统对磁场的作用比较敏感，胸部肌肉较薄，内有肺及心脏，故头颈部及胸部一般宜用小剂量；或者磁疗开始阶段应用小剂量，无不良反应时，可适当增加磁疗剂量。背部、腹部及四肢等处虽肌肉较多，但背部、腹部有重要脏器，故用中等剂量。腿部、臀部肌肉丰满，必要时可用大剂量。

（3）疾病情况的差别

病情较轻、病程较短或病变表浅时，一般多用小剂量。病灶较深、范围较大的疾病，宜采用电磁法或采用场强较高的贴敷法，后者主要用在肌肉丰满的部位。对高血压、神经衰弱等功能性疾病，一般多用小剂量；疼痛性疾病患者，一

---

① 1Gs = 1×10⁻⁴T

般宜用中等剂量或大剂量。

4.4 磁疗疗程

磁疗时应根据病情的轻重及治疗方法的不同确定疗程的长短。病情较轻、病程较短及病变表浅的疾病，使用静磁疗法疗程为 5 ~ 12 日，动磁疗法疗程为 5 ~ 15 日。如果是慢性疾病，贴敷法疗程为 21 ~ 28 日，若患者能够耐受的情况下可以适当延长至 60 ~ 90 日，旋转法或电磁法疗程为 15 ~ 20 日。2 个疗程之间间歇 5 ~ 12 日。

5　磁疗技术的适应证与禁忌证

5.1　适应证

　　磁疗在临床上应用日益广泛，目前治疗疾病已达百余种，涉及内科、外科、妇科、儿科、皮肤科和五官科等。

　　(1) 内科疾病

　　支气管炎、支气管哮喘、高血压、冠状动脉粥样硬化性心脏病（简称冠心病）、神经性头痛、偏头痛、神经衰弱、三叉神经痛、面神经麻痹、面肌痉挛、肋间神经痛、慢性胃炎、结肠炎、胃肠功能紊乱、腹泻、习惯性便秘、风湿性疾病、类风湿关节炎等。

　　(2) 外科疾病

　　软组织扭挫伤、肌肉劳损、腱鞘炎、滑囊炎、腱鞘囊肿、颈椎病、落枕、腰椎间盘突出症、肩关节周围炎、肋软骨炎、前列腺炎、乳腺增生、肾结石、胆结石等。

　　(3) 妇科、儿科疾病

　　痛经、绝经前后诸症、附件炎、盆腔炎、功能性月经不调、遗尿、小儿腹泻等。

　　(4) 五官科、皮肤科及其他

　　睑腺炎、眼睑下垂、眼睑痉挛、神经性耳鸣、耳聋、急慢性扁桃体炎、慢性鼻炎、过敏性鼻炎、带状疱疹、慢性湿疹、神经性皮炎、荨麻疹等。

5.2　禁忌证

　　磁疗禁忌证主要包括：①白细胞总数在 $3.5\times10^9/L$ 以下。②严重器质性疾病、癌症晚期者。③出血及有出血倾向者。④体质极度衰弱、高热。⑤安装有心脏起搏器、体内存有金属异物者。⑥皮肤破溃处。⑦磁疗不良反应显著不能耐受者。⑧孕产妇应尽量不要使用磁性用品，以免影响胎儿或婴儿的发育。

6 磁疗技术的优势与注意事项

6.1 优势

越来越多的医务人员认识到磁疗的治疗作用，并将该技术运用于医疗、康复和保健方面，获得了比较满意的效果。磁疗具有以下优势。

（1）适应证广

现有的国内外临床试验证实，磁疗技术可运用于内科、外科、妇科、儿科、眼科、耳鼻咽喉、皮肤科等各科疾病，涉及近百种疾病，且疗效确切，成为综合治疗中的有效方法之一。

（2）易被接受

磁疗是用磁片贴敷治疗部位或将磁疗机的操作头对准治疗部位进行治疗，因其无创伤、无痛苦，无论老少都能接受。

（3）安全可靠

接受磁疗的患者多无不良反应，个别对磁场敏感的患者可发生嗜睡、乏力、头晕、心悸等症状，除掉磁场作用后症状很快消除，确为安全疗法。磁疗技术具有止痛、消炎、退肿、降压、调节神经功能、改善消化功能等作用，在康复保健等方面也有一定效果。

（4）简便经济

磁疗与其他疗法相比是相对经济的。例如，采用贴敷法只需几块不同规格的磁片，妥善保存可以反复应用，投资较少，但可收到较好的效果；磁片、小型磁疗器可随身携带，随时使用，具有简便、经济的特点。

（5）容易掌握

磁疗适宜于个人及家庭使用的静磁用品或小型磁疗器，如磁疗枕垫、乳罩、护踝、护肩、护肘、腰带和腹带等，购买时咨询销售人员或参照说明书即可掌握。

6.2 注意事项

6.2.1 磁疗器械及磁疗机的保存、维护

(1) 磁片的保存与消毒

根据不同磁场强度，磁片应分开保存。保存磁片时应以同极性磁片连成一个磁棒，以减小磁性能的自然衰减；并用凡士林或石蜡涂抹其表面或用塑料袋等包好存放，以避免发生氧化。应避免火烤、碰撞、敲打及高压电磁场的影响。注意定期测定磁片的磁场强度，一般半年或一年测定一次。

使用磁片时一般不需要消毒，但在伤口等无菌区或埋藏法治疗时，应将磁片置于75%乙醇溶液中浸泡1小时后应用，以免造成感染。磁片不宜用煮沸或高压蒸汽法消毒。

(2) 磁疗机和磁疗器的保存与维护

个人或家庭购买的小磁疗机或其他磁疗器应注意遵照医生指导或按说明书的保存、维护方法操作。

6.2.2 其他注意事项

施行磁疗前应明确诊断，以免误诊、漏诊。穴位的选取要根据中医辨证施治原则，采取邻近取穴、远隔取穴或循经取穴的方法。

施行磁疗后应在2日内复诊，因为不良反应大部分在2日内出现。不良反应可有心慌、心悸、恶心、呕吐、嗜睡、乏力、头晕等。若不良反应严重时应停止治疗。

如患者平素白细胞计数较低（如在$4.0×10^9$/L左右），应在磁疗过程中定期复查血象，若白细胞计数逐渐降低，应停止治疗。

皮肤溃破、出血的局部不宜采用贴敷磁疗法。

使用直接贴敷磁疗法时应在磁片和皮肤之间放一层隔垫物，以免磁片或铁锈刺激皮肤。

磁片不宜接近手表，以防止手表被磁化。

7 磁疗技术的不良反应及处理

7.1 不良反应的临床表现

磁疗不良反应的临床表现可归纳为全身性和局部性两方面。

7.1.1 全身性表现

呼吸系统：可出现一时性呼吸困难、胸憋、气促等。
循环系统：可出现心慌、心悸、血压下降等。
消化系统：可出现恶心、呕吐、腹胀等。
神经系统：可出现嗜睡、失眠、头晕、头痛。
其他：可出现低热、出冷汗等。个别患者出现白细胞计数降低，至 $4.0 \times 10^9/L$ 以下。

7.1.2 局部表现

治疗部位局部可出现疼痛、发痒、烧灼感、水疱或瘀斑等。

7.2 不良反应的处理

在磁疗过程中，若出现不良反应，首先应仔细寻找不良反应产生的原因，并进行针对性处理。一般而言，不良反应的发生率与磁场强度成正比，1000Gs 以下的磁场强度一般很少发生。如因磁场强度过强引起的，可采取减小磁场强度、调换治疗部位、在磁片或磁疗仪操作头与皮肤之间增加隔垫物等方法减小磁场强度后重新进行治疗。若患者不良反应较明显时可终止磁疗，不良反应也就自行消失了。若终止治疗后不良反应仍不消失，则应给予对症处理。皮肤出现瘙痒等症状时，则按皮肤病的治疗方法处理。

磁疗不良反应发生少，症状轻，一般可自愈。严重的局部不适反应，只要对症处理一下即可，绝不会因此发生生命危险。

7.3 不良反应发生的时间及影响因素

　　磁疗的不良反应一般多在治疗后 2 日发生，其中大部分在磁疗后 6 小时以内发生，因此要注意在 2 日内复查。

　　不良反应的发生与磁场类型、磁疗剂量、年龄、体质、治疗部位等有关。一般恒定磁场发生不良反应的概率高于旋转磁场、交变磁场、脉动磁场与脉冲磁场。这可能与磁场作用时间有关，利用恒定磁场采用贴敷法进行治疗时，治疗时间较长，有时连续数天使用；而后面几种磁场均是间断作用于人体，每日在 30 分钟之内，对人体作用时间远远低于前者。此外磁疗剂量大者发生不良反应的概率高于剂量小者；年老者发生不良反应的概率高于年轻者；体质衰弱者发生不良反应的概率高于体格健壮者；头部、颈部、胸部、腹部发生不良反应的概率高于四肢。

下篇

磁疗技术的临床应用

1 急性支气管炎

1.1 急性支气管炎概述

1.1.1 概念

急性支气管炎是由病毒或细菌感染、物理化学刺激或过敏反应引起的支气管黏膜的急性炎症。常在寒冷或气候突变之时发病，年老体弱者及幼儿易感，若迁延不愈或反复发作可演变成慢性支气管炎。主要临床表现是咳嗽和咳痰，初起为刺激性咳嗽，咳少量黏痰，不易咳出，1～2日后痰量增加，痰由黏液转变为黏液脓性。本病属中医学"肺咳""咳嗽"等范畴。

1.1.2 病因病机

(1) 西医病因病理

本病可由病毒感染引起，常见病毒为腺病毒、冠状病毒、鼻病毒、流感病毒（甲型、乙型）、单纯疱疹病毒、呼吸道合胞病毒和副流感病毒等，多先引起上呼吸道炎症，逐渐向下蔓延导致支气管炎。其也可由细菌感染导致，常见流感嗜血杆菌、肺炎链球菌、卡他莫拉菌等，多在病毒感染的基础上继发细菌感染。此外吸入冷空气、粉尘、刺激性气体或二氧化硫、氨气、氯气等可刺激气管-支气管黏膜引起急性损伤和炎症反应。过敏反应，如吸入花粉、有机粉尘、动物毛皮排泄物等过敏源；或对细菌、蛋白质的过敏，钩虫、蛔虫的幼虫在肺内的移行均可引起支气管急性炎症反应。发病后气管、支气管黏膜充血水肿，纤毛上皮细胞损伤、脱落；黏液腺体肥大增生，伴淋巴细胞和中性粒细胞浸润。合并细菌感染时，分泌物呈脓性。

(2) 中医病因病机

本病主要是外感所致，而脏腑功能失调，肺的卫外功能减弱亦是重要辅因。天气冷暖失常、气候突变，六淫外邪常以风为先导，兼挟寒、热、燥、湿等邪，或从口鼻而入，或从皮毛而受，侵犯肺系，引发本病。故《河间六书·咳嗽论》指出"寒、暑、燥、湿、风、火六气，皆令人咳嗽"；张景岳强调"六气皆令人咳，风寒为主"，认为本病以风邪挟寒者居多。其基本病机为肺失宣肃，肺气上逆。肺主气，司呼吸，主宣降。外感袭肺，致肺失清肃，肺气上逆而发为咳嗽。肺在上焦，其若华盖，外邪侵袭，首当其冲。肺为娇脏，不耐寒热，一触即发。外感者如不能及时使邪外达，可进一步发生演变转化，表现为风寒化热、风热化燥，或肺热蒸液成痰。如迁延失治，可损伤肺气，肺气虚更易反复感邪，以致慢性反复发作。

1.1.3 临床表现

起病较急，初期常有上呼吸道感染症状，如鼻塞、喷嚏、咽痛、声音嘶哑等，全身症状较轻，可有发热、畏寒。咳嗽开始不重，为干咳或少量黏液痰，不易咳出，随后痰量增多，咳嗽加剧，痰由黏液转为黏液脓性，可伴有血丝。咳嗽、咳痰迁延不愈，可演变成慢性支气管炎。伴支气管痉挛时，可出现程度不等的胸闷气促。查体胸部可无明显阳性表现。或因黏液分泌物积留较大气管时肺部可闻及干啰音，咳嗽后可减少或消失；或因分泌物稀薄积留在小气管时肺底可闻及散在湿啰音，部位不固定。伴有支气管痉挛时可听到哮鸣音。

1.1.4 诊断

本病诊断依据为：①多有上呼吸道感染史；②由理化刺激引起者多有明确接触史；③两肺散在干、湿啰音；④X线检查肺纹理增粗。

1.2 磁疗技术在急性支气管炎中的应用

1.2.1 技术一

磁疗部位 天突、膻中、定喘、肺俞、合谷、风门、大椎、尺泽、列缺、丰隆、曲池、$C_7 \sim T_6$夹脊。

治疗方法 贴敷法。用直径1cm左右的磁片贴敷于穴位。磁片表面磁场强度为500 ~ 2000Gs，可采用胸背部异名极对置，也可穿用磁疗背心或将磁极板贴敷在上述穴位上。

治疗时间 穴位贴敷者采用连续贴敷法，每次取3 ~ 4个穴位，5日左右更换1次穴位。磁疗背心治疗可每日穿用8小时以上，无不良反应者可昼夜穿用。

1.2.2 技术二

磁疗部位 天突、膻中之间。

治疗方法 电磁法。应用低频交变磁场或脉动磁场或脉冲磁场，治疗磁头置于天突、膻中之间，也可用另一磁头置于背部相应位置，以增强疗效。

治疗时间 每次 15～30 分钟，每日 1 次。

1.2.3 技术三

磁疗部位 天突、膻中、定喘、肺俞、合谷、风门、大椎、尺泽、列缺、丰隆、曲池、$C_7 \sim T_6$ 夹脊。

治疗方法 旋磁法。应用旋转磁疗机，治疗磁头置于治疗穴位。

治疗时间 每次取 3～4 个穴位，每穴治疗 5～10 分钟，每日 1 次。

2 慢性支气管炎

2.1 慢性支气管炎概述

2.1.1 概念

慢性支气管炎是指气管、支气管黏膜及其周围组织的慢性非特异性炎症。临床上以咳嗽、咳痰为主要症状，每年发病持续 3 个月，连续 2 年或 2 年以上。它是临床常见病、多发病，随着年龄增长，患病率递增。一般冬季或受凉后症状加重。长期反复发作可导致慢性阻塞性肺气肿、慢性肺源性心脏病等。本病归属中医学"咳嗽""喘证"等范畴。

2.1.2 病因病机

(1) 西医病因病理

有害气体和有害颗粒，如香烟、烟雾、粉尘、刺激性气体等，可损伤呼吸道上皮细胞，降低呼吸道净化功能，使黏膜腺体分泌增加，痰量增多。空气中的烟尘和二氧化硫过多时，慢性支气管炎的急性发作显著增多。此外，烟草中的焦油和尼古丁等都可损坏支气管柱状纤毛上皮，削弱肺泡巨噬细胞的吞噬功能，并使黏液腺增生，为细菌侵入创造了条件。呼吸道感染是慢性支气管炎发病与急性发作的重要原因，其中以病毒为多。病毒感染以流感病毒、鼻病毒、腺病毒和呼吸道合胞病毒为常见。此外，支原体、细菌等感染也是本病发生的原因之一。细菌感染常继发于病毒感染，常见病原体为肺炎链球菌、流感嗜血杆菌、卡他莫拉菌和葡萄球菌等。此外，免疫、年龄和气候等因素均与慢性支气管炎有关。例如，免疫球蛋白 A 及丙种球蛋白缺乏，是发生本病的病因之一。寒冷空气可以刺激腺体增加黏液分泌，局部血循环障碍，易导致继发感染。过敏因素与慢性支气管炎的发病也有一定关系，尤以喘息型慢性支气管炎关系甚密。

(2) 中医病因病机

慢性支气管炎的发生和发展与肺、脾、肾等脏腑的功能失调密切相关，其本为内脏亏损，其标为外邪侵袭。六淫之邪或从口鼻、或从皮毛而入，侵袭肌表，伤及肺脏，肺失肃降，肺气不宣，痰浊内生，阻塞胸肺，故可引起咳喘、咳痰。

由于外邪性质的不同，临床又有寒、热的差异。久咳伤肺，肺气不足，气失所主，复因外邪侵袭，清肃无权，气不化津，积液成痰，痰湿阻肺，致使咳喘久而不愈。"脾为生痰之源，肺为贮痰之器"。久病不愈或因后天失养，脾气虚损，脾阳不足，失于健运，水谷无以化生精微，聚湿生痰。痰浊上渍于肺，肺失宣降，发为本病。肾主纳气，助肺以行其呼吸。先天不足，久病伤肾，致肾气虚弱，吸入之气不能经肺下纳于肾，气失归藏，则肺气上逆而表现为咳嗽喘促，动则愈甚。咳嗽久而不愈，必伤于阴，肾阴亏耗，津液不能上润肺金，或虚火上扰，灼伤肺阴，肺失滋润，而致咳喘。本病其病位在肺，涉及脾、肾。常因暴咳迁延未愈，邪恋伤肺，使肺脏虚弱，气阴耗伤，日久累及脾肾。病情多为虚实夹杂，正虚多以气虚为主或兼阴虚，邪实为痰饮停聚，日久夹瘀。

2.1.3　临床表现

本病多见于50岁以上、有长期吸烟史或经常吸入刺激性气体者，多有反复上呼吸道感染病史。早期咳声有力，白天多于夜间，咳白色黏液痰，一般每天清晨起床时或夜晚睡眠前咳嗽较明显，进一步发展可见咳声变重浊，痰量增多。继发肺气肿时，常伴气喘，咳嗽夜间多于白天。病情加重或合并感染时痰量增多，且色黄黏稠。老年人咳嗽反射低下，痰不易咳出。部分慢性支气管炎患者可伴有喘息症状，由支气管痉挛引起，感染及劳累后明显，合并肺气肿后喘息加重。早期多无明显体征。急性发作期肺部可闻及湿啰音，喘息性支气管炎在咳嗽或深吸气后可听到哮鸣音，发作时有广泛的湿啰音和哮鸣音；缓解期多缺乏明显体征。并发肺气肿、肺心病时则有相应体征。

2.1.4　诊断

咳嗽、咳痰或伴有喘息，每年发病累计3个月，连续2年或以上，排除其他具有咳嗽、咳痰、喘息症状的心肺疾患（如肺结核、支气管哮喘、支气管扩张症、肺癌、心脏病、心功能不全等），可做出诊断。

2.2　磁疗技术在慢性支气管炎中的应用

2.2.1　技术一

磁疗部位　天突、膻中、定喘、大椎、尺泽、列缺、合谷、曲池、丰池、肺俞、中府、内关等。

治疗方法　贴敷法。用直径1cm左右的磁片贴敷于穴位。天突和大椎可以用对置法敷贴，天突敷贴磁片的北极，大椎敷贴磁片的南极。磁片表面磁场强度700～1500Gs。对胶布过敏者可采用间接贴敷法，将磁片固定在内衣上，但磁片必须对准穴位并保持不变，也可穿用磁疗背心或颈部佩戴磁疗项链。

治疗时间 穴位贴敷者采用连续贴敷法，每次取3～4个穴位，5日左右交换1次穴位。磁疗背心治疗可每日穿用8小时以上，无反应者可昼夜穿用。磁疗项链持续佩带，1～2个月为1个疗程。其间可间歇7～10日。

2.2.2 技术二

磁疗部位 天突、膻中之间。

治疗方法 电磁法。应用低频交变磁场或脉动磁场或脉冲磁场，治疗磁头置于天突、膻中之间，也可用另一磁头置于背部相应位置。

治疗时间 每次15～30分钟，每日1次。

2.2.3 技术三

磁疗部位 天突、膻中、定喘、大椎、尺泽、列缺、合谷、曲池、丰池、肺俞、中府、内关等。

治疗方法 旋磁法。应用旋转磁疗机，治疗磁头置于治疗穴位。

治疗时间 每次取3～4个穴位，每穴治疗10～12分钟，每日1次。

2.2.4 技术四

磁疗部位 天突、膻中之间。

治疗方法 旋磁法。取仰卧位，应用旋转磁疗机，治疗磁头置于胸部天突、膻中之间，为增强疗效，可在背部对应位置放一软铁片。

治疗时间 每次治疗20～30分钟，每日1次。

2.2.5 技术五

磁疗部位 膻中、肺俞。

治疗方法 磁极板法。用3块磁极板自制成胸带，膻中、肺俞各放置1块。

治疗时间 每日24小时佩戴。1个疗程为20日，间歇7日继续第2个疗程的治疗。佩戴中不断调整磁极板的位置，使其始终对准治疗部位。

2.2.6 技术六

磁疗部位 主穴：膻中；备穴：天突、紫宫、华盖、璇玑。

治疗方法 埋藏法。对磁疗部位局部按无菌手术操作常规进行消毒，麻醉后做 1~1.5mm 纵形切口，深达皮下组织。将灭菌处理后的微型磁环置于切口下，缝合切口，覆盖敷料。7 日后拆线，微型磁环永久埋藏。

治疗时间 分次埋藏，每次间隔 7~28 日，3 次为 1 个疗程。

2.2.7 技术七

磁疗部位 天突、膻中、定喘、大椎、尺泽、列缺、合谷、曲池、丰池、肺俞、中府、内关等。

治疗方法 综合疗法。在旋转法或电磁法后应用磁片穴位贴敷法。

治疗时间 参照旋转法或电磁法和磁片穴位贴敷法治疗时间。

2.2.8 技术八

磁疗部位 双定喘穴。

治疗方法 综合疗法。在双定喘穴进行穴位注射（注射液：苯海拉明 1ml+维丁胶性钙 1ml），同时用磁疗灯照射。

治疗时间 磁疗灯照射每次 20 分钟，每日 1 次，3 日为 1 个疗程，视病情所需可连续做 1~3 个疗程。

2.2.9 技术九

磁疗部位 胸部、背部。

治疗方法 综合疗法。采用超短波治疗机，胸背部对置（避开心脏区）；低频电磁综合治疗机，磁头置于背部。

治疗时间 超短波治疗每次 15~20 分钟，每日 1 次，共 12 次。磁疗每次 25 分钟，每日 1 次，共 12 次。

2.2.10 技术十

治疗方法 磁处理水疗法。

治疗时间 每日内服磁处理水 1500~2000ml，一般分 4 次内服，连服 3 个月为 1 个疗程。

3　支气管哮喘

3.1　支气管哮喘概述

3.1.1　概念

支气管哮喘是由嗜酸粒细胞、肥大细胞、中性粒细胞和 T 淋巴细胞等多种细胞和细胞组分参与的呼吸道慢性炎症性疾病。临床主要表现为反复发作性的喘息、呼吸困难、胸闷或咳嗽等症状，常在夜间和(或)清晨发作、加剧，常常出现广泛多变的可逆性气流受限，多数患者可自行缓解或经治疗后缓解。支气管哮喘若诊治不及时，随着病程的延长，可产生呼吸道不可逆性狭窄和呼吸道重塑。当哮喘得到控制后，多数患者哮喘发作很少出现，严重哮喘发作则更少见。本病与中医的"哮病"相类似。

3.1.2　病因病机

(1) 西医病因病理

哮喘与多基因遗传有关，受遗传因素和环境因素的双重影响。患者个体过敏体质及外界环境的影响是发病的危险因素。

哮喘多发生在过敏体质的患者，在接触过敏原（抗原）之后，激活一系列酶促反应，促使白三烯、组胺、嗜酸细胞趋化因子等生物活性物质释放，导致支气管平滑肌收缩、黏膜充血水肿、黏液分泌增加，引起哮喘发作。环境因素是导致哮喘的激发因素，如吸入物尘螨、花粉、真菌、动物毛屑、二氧化硫、氨气等。反复呼吸道感染与哮喘的形成和发作有关，特别是病毒感染，如鼻病毒、流感病毒、副流感病毒、呼吸道合胞病毒、冠状病毒等；细菌、支原体、衣原体、原虫、寄生虫等感染也可诱发本病。因饮食不当引发哮喘的现象临床也较常见，如鱼、虾、蟹、蛋类、牛奶等食物。有些药物可引起哮喘发作，如普萘洛尔(心得安)、阿司匹林等。此外，气候变化、运动、妊娠等都可能是哮喘的激发因素。哮喘的发病机制不完全清楚，可概括为免疫-炎症反应、神经机制和呼吸道高反应性及其相互作用。呼吸道高反应性是指呼吸道对正常不引起或仅引起轻度应答反应的刺激物出现过度的呼吸道收缩反应，是公认的哮喘患者的共同病理生理特征。

(2) 中医病因病机

哮病的发生与外邪侵袭、饮食不当、体虚病后有关。外感风寒或风热之邪，邪蕴于肺，壅阻肺气，气不布津，聚液生痰，致肺气上逆而发生哮喘。吸入花粉、烟尘、异味气体等，引动伏痰，影响肺气的宣降和津液的输布，导致哮喘发作。因贪食生冷，伤及脾阳，津液凝聚，寒饮内停；或嗜食肥甘厚味，积痰蒸热；或进食海膻、蟹、鱼等发物，而致脾失健运，饮食不化，痰浊内生，上干于肺而病哮。因久病体虚或禀赋不足或反复感冒，咳嗽日久等病后肺脾两虚，气不化津，痰饮内生；或病后阴虚火旺，热蒸液聚，痰热胶固；或肾元不固，摄纳失常，则气不归元，均可致肺气上逆而发病。哮病病机主要是痰瘀内伏于肺，当感受外邪后，外邪引动伏痰，痰随气升，气因痰阻，相互搏结，阻塞气道，发为本病。本病的病位在肺，而与脾、肾密切相关。病理因素以痰为主，病理性质属本虚标实。哮病反复发作，寒痰伤及脾肾之阳，痰热耗灼肺肾之阴，则可从实转虚，表现为肺、脾、肾等脏器的虚弱之候。严重者因肺不能主治节，调理心血的运行，命门之火不能上济于心，致心阳同时受累，发生"喘脱"危候。

3.1.3 临床表现

临床可见发作性伴有哮鸣音的呼气性呼吸困难或发作性胸闷和咳嗽。严重者被迫采取坐位或呈端坐呼吸，两手前撑，两肩耸立，张口抬肩，干咳或咳大量白色泡沫痰，甚至出现发绀、大汗淋漓等症状，咳嗽变异性哮喘则仅有咳嗽症状。发作时间长短不等，短则几分钟，长则数小时，一般不超过 24 小时，患者可自行缓解或经使用支气管解痉剂而缓解。哮喘严重发作，持续 24 小时以上，经治疗不缓解者，称为"哮喘持续状态"。查体发作时胸部呈过度充气状态，两肺可闻及广泛的哮鸣音，呼气音延长。轻度或非常严重哮喘发作，哮鸣音可不出现。严重哮喘患者可见心率增快、奇脉、胸腹反常运动和发绀。合并呼吸道感染时，肺部可闻及湿啰音。

3.1.4 诊断

本病诊断依据为：①反复发作喘息、气急、胸闷或咳嗽，多与接触变应原、冷空气、物理、化学性刺激、病毒性上呼吸道感染、运动等有关。②发作时在双肺可闻及散在或弥漫性以呼气相为主的哮鸣音，呼气相延长。③上述症状可经治疗缓解或自行缓解。④除外其他疾病所引起的喘息、气急、胸闷和咳嗽。⑤临床表现不典型者（如无明显喘息或体征）应有下列三项中至少一项阳性：a. 支气管激发试验或运动试验阳性；b. 支气管舒张试验阳性；c. 最大呼气流量昼夜变异率≥20%。

符合①~④或④、⑤者，可以诊断为支气管哮喘。

3.2 磁疗技术在支气管哮喘中的应用

3.2.1 技术一

磁疗部位 天突、膻中、定喘、大椎、肺俞、合谷、丰隆、足三里、关元。

治疗方法 贴敷法。选择大小适宜的磁片贴敷于穴位。磁片表面磁场强度1000~1500Gs。或穿用磁疗背心。

治疗时间 穴位贴敷者采用连续贴敷法，每次取3~4个穴位，5日左右交换1次穴位。磁疗背心治疗可每日穿用8小时以上，无反应者可昼夜穿用。

3.2.2 技术二

磁疗部位 天突、膻中之间、背部。

治疗方法 电磁法。应用电磁疗机，治疗磁头置于天突、膻中之间，另一磁头置于背部相应位置。

治疗时间 每次15~30分钟，每日1次。

3.2.3 技术三

磁疗部位 天突、膻中、定喘、大椎、肺俞、合谷、丰隆、足三里、关元。

治疗方法 旋磁法。应用旋转磁疗机，治疗磁头置于治疗穴位。

治疗时间 每次取3~4个穴位，每穴治疗5~10分钟，每日1次。

3.2.4 技术四

磁疗部位 天突、定喘、孔最、尺泽。

治疗方法 贴敷法。选择大小适宜的磁片贴敷于穴位。本法适用于哮喘急性发作期。

治疗时间 采用连续贴敷法。每次15~30分钟，每日1次。

3.2.5 技术五

磁疗部位 肺俞、膻中、风门、定喘、天突、气舍、俞府、华盖、神藏、膈俞。

治疗方法 贴敷法。选择大小适宜的磁片贴敷于穴位。天突与气舍，风门与肺俞,可以采用并置法,用极名相同的两个磁片敷贴以加强疗效。适用于哮喘缓解期。

治疗时间 采用连续贴敷法。每次取 3~4 个穴位,5 日左右交换 1 次穴位。

3.2.6 技术六

磁疗部位 天突、定喘、肺俞、心俞。

治疗方法 中药敷贴加磁疗。将由杏仁、麻黄、射干适量制成浸膏,把含药膏的海绵块和胶布一起敷贴于相应穴位,然后用场效应治疗仪进行磁疗。

治疗时间 每次 20 分钟,每日 1 次,7 次为 1 个疗程。病情重者可连续2~3个疗程。

3.2.7 技术七

磁疗部位 天突、定喘、肺俞。

治疗方法 中药敷贴加磁疗。杏仁、生南星、白芥子各 30g 共研成粉,取少量加姜汁制成敷贴贴于相应穴位,联合电脉冲磁疗机治疗。

治疗时间 中药敷贴采用连续贴敷法。磁疗每次 20~25 分钟,每日 1 次。

4 慢性胃炎

4.1 慢性胃炎概述

4.1.1 概念

慢性胃炎是指不同病因引起的胃黏膜的慢性炎症，一般局限在黏膜层，也可累及黏膜下层、肌层，甚至深达浆膜层。其临床表现缺乏特异性，主要有上腹胀满、嘈杂、纳呆和上腹隐痛等症状。病变范围呈弥漫性或局限性分布，局限性病变可发生在胃底、胃体及胃窦的任何部位，以胃窦最为常见；弥漫性则为大面积分布，以致全胃的病变。我国 2006 年达成的中国慢性胃炎共识意见将慢性胃炎分成非萎缩性、萎缩性和特殊类型三大类。慢性萎缩性胃炎又可根据病位再分为胃体胃炎（A 型胃炎）和胃窦胃炎（B 型胃炎）。本病可归属中医"胃痞""胃痛"范畴。

4.1.2 病因病机

(1) 西医病因病理

慢性胃炎发病原因尚未完全明确，一般认为与感染、理化因素和自身免疫有关。幽门螺杆菌感染是慢性胃炎的重要病因，患者可被污染水或食物经口感染。致病机制为幽门螺杆菌可产生尿素酶，分解尿素产生氨，和其他酶直接损伤黏膜上皮细胞；幽门螺杆菌有鞭毛，在胃内可以靠鞭毛提供动力移向胃黏膜，因其有黏附素能贴紧上皮细胞而长期定居于胃窦黏膜；分泌的细胞毒素如空泡毒素蛋白，使上皮细胞受损；诱导上皮细胞分泌炎症因子，介导炎症反应；其菌体胞壁还可作为抗原诱导免疫反应。免疫因素是慢性胃体炎的主要原因。其特点是以胃体黏膜萎缩为主，在患者的血清中能检出壁细胞抗体，伴有恶性贫血者还能检出内因子抗体。壁细胞抗体和抗原形成的免疫复体物在补体参与下破坏壁细胞。内因子抗体与内因子结合后阻滞维生素 B_{12} 与内因子结合，导致恶性贫血。慢性胃炎的发生与环境因素相关。幽门螺杆菌感染者胃黏膜萎缩和肠化生的发生率存在地区差异，如非洲、印度、东南亚等地人群幽门螺杆菌感染率与韩国、日本、哥伦比亚等地相当，甚至更高，但前者胃黏膜萎缩和肠化生发生率却远低于后者。

我国广东与甘肃也存在类似情况。此外，长期饮浓茶、烈酒、刺激性食物或长期大量服用非甾体类抗炎药均可破坏胃黏膜。幽门括约肌功能失调常引起十二指肠液反流可削弱胃黏膜屏障功能。心力衰竭、肝硬化合并门静脉高压都可引起胃黏膜淤血缺氧引起黏膜损伤。主要组织病理学特征是炎症、萎缩和化生。

（2）中医病因病机

中医认为慢性胃炎的病因病机多由于机体的脾胃素虚，加之内外之邪乘袭所致，主要与饮食所伤、七情失和等有关。饮食内伤多由饮食不节，食积不化；进食不洁饮食，邪从口入；寒温失宜，损伤脾胃；嗜食肥甘厚味，湿热内生，引起脾胃运化失职，胃失和降。情志内伤多因长期焦虑、忧思等，肝失疏泄，气机阻滞，横逆犯脾土，导致肝胃不和或肝郁脾虚；或气郁化火致肝胃郁热。脾胃虚弱可因素体脾胃不健或久病、误治、滥用药物，损伤脾胃而致，致脾虚失运，湿浊内生，胃阴不足，濡养失职。综上所述，慢性胃炎的病位在胃，其发病与肝脾密切相关。病机主要是脾胃运化失常，升降失司，气血失和，进而出现肝胃不和及脾胃虚弱等脏腑病变，导致"不通则痛，不荣则痛"。临证有实证和虚证的不同，实证以气郁、食滞、热郁、血瘀等有形之邪客于胃腑；虚证有脾胃虚弱、胃阴不足及气阴两虚等脏腑虚损之证。本病初起多实，病在气分，久病以虚为主；或虚实相兼，寒热错杂，病在血分。

4.1.3　临床表现

慢性胃炎缺乏特异性症状，尤其是浅表性胃炎。大多数患者常毫无症状，若有发生多为消化不良症状，如上腹胀满不适、隐痛、嗳气，少数可有恶心、呕吐、食欲不振等，而且症状的轻重与黏膜的病变程度往往不一致。萎缩性胃炎有时表现为贫血、消瘦等。查体大多无明显体征，有时可有上腹部压痛。

4.1.4　诊断

慢性胃炎确诊主要依赖胃镜检查和胃黏膜病理组织学检查。幽门螺杆菌检查有助于病因诊断，如怀疑为 A 型胃炎，应检测相关自身抗体及血清促胃液素（胃泌素）。

4.2　磁疗技术在慢性胃炎中的应用

4.2.1　技术一

磁疗部位　胃俞、中脘、足三里、内关、中脘、合谷、巨阙、丰隆、三阴交、太冲、脾俞、膈俞、关元。

治疗方法 贴敷法。用大小适宜的磁片贴敷于穴位。磁片表面磁场强度1000 ~1500Gs。

治疗时间 采用连续贴敷法，每次取 3 ~4 个穴位，5 日左右交换 1 次穴位。

4.2.2 技术二

磁疗部位 上腹部。

治疗方法 电磁法。应用低频交变磁场或脉动磁场，治疗磁头置于上腹部。

治疗时间 每次 20 ~30 分钟，每日 1 次，15 ~20 次为 1 个疗程。

4.2.3 技术三

磁疗部位 胃俞、中脘、足三里、内关。

治疗方法 振磁法。应用振动磁疗机，治疗磁头置于治疗穴位。

治疗时间 每穴治疗 10 分钟，每日 1 次，15 次为 1 个疗程。

4.2.4 技术四

磁疗部位 胃俞、中脘、足三里、内关。

治疗方法 旋转法。应用旋转磁疗机，治疗磁头置于治疗穴位。

治疗时间 每穴治疗 5 ~7 分钟，每日 1 次，15 ~20 次为 1 个疗程。

4.2.5 技术五

治疗方法 磁处理水疗法。

治疗时间 每日内服磁处理水 1500 ~2000ml，一般分 4 次内服，连服 3 个月为 1 个疗程。

5 消化性溃疡

5.1 消化性溃疡概述

5.1.1 概念

消化性溃疡是指胃肠道黏膜被胃酸和胃蛋白酶自身消化而形成的慢性溃疡。溃疡可发生于胃及十二指肠，也可发生于食管下段、小肠、胃空肠吻合术后的吻合口、肠道 Meckel 憩室内异位的胃黏膜，其深度达到或穿透黏膜肌层，直径多大于5mm。胃溃疡和十二指肠溃疡是最常见的消化性溃疡。因其形成与胃酸、胃蛋白酶的消化作用有关而得名。临床表现为上腹部疼痛，疼痛与进食有关，呈节律性和周期性发作，严重者可并发幽门梗阻、胃穿孔和消化道出血等。本病可归属于中医学"胃脘痛""反酸"等范畴。

5.1.2 病因病机

(1) 西医病因病理

尽管目前发病机制未完全明确，但胃十二指肠黏膜的攻击因子与防御因子失衡引起溃疡为大家所公认。常见攻击因子包括：胃酸、胃蛋白酶、幽门螺杆菌、非甾体类抗炎药等，防御因子包括黏液–碳酸氢盐屏障、黏膜屏障、黏膜血流量、细胞更新、前列腺素和表皮生长因子等。当攻击因素增强或防御因素减弱，黏膜的破坏超过黏膜抵御损伤和滋生修复能力时可导致疾病的发生。幽门螺杆菌感染是消化性溃疡的主要病因。据报道，十二指肠溃疡患者幽门螺杆菌检查率为95%～100%，胃溃疡为70%～85%。成功根除幽门螺杆菌可促进溃疡愈合和降低溃疡复发率，对常规抗酸药物治疗疗效不显著的难治性溃疡者，有效根除幽门螺杆菌后，患者可获痊愈。非甾体类抗炎药的使用成为导致消化性溃疡的第二大主要致病因素。非甾体类抗炎药是弱酸脂溶性药物，直接损伤胃黏膜屏障；另一方面，抑制环氧合酶活性，导致内源性前列腺素的合成减少，削弱胃黏膜的保护屏障。胃酸和胃蛋白酶对胃肠道黏膜的自身消化是溃疡形成的直接原因。其中，胃酸在发病过程中起着决定性的作用。因为只有当胃酸大量分泌（pH 在 1～3）时，才能为胃蛋白酶激活创造适宜的酸性环境，即胃蛋白酶原经盐酸激活转化成胃蛋白酶后水解食物蛋白，胃黏液中的糖蛋白，甚至自身组织蛋白，对黏膜造成侵袭，促进溃疡的发生，故有"无酸即无溃疡"之说。胃肠运动的状态对溃疡的形成也有一定的影响。十二指肠溃疡患者胃排空加快，尤以液体排空加快明显，导致十二指肠中酸负荷量增加，诱发十二指肠溃疡。而部分胃溃疡存在胃排空延缓，胃酸在胃腔内停留时间延长，并有胆汁反流入胃腔，改变胃黏液的性质，破坏上皮细胞，导致溃疡发生。溃疡的发生还与遗传因素、精神因素、吸烟、某些全身性疾病等有关。十二指肠溃疡主要见于十二指肠球部，前壁较多见，少数位于球部以下称为球后溃疡。胃溃疡多位于胃角和胃窦小弯。消化性溃疡一般为单发，少数在胃或十二指肠有2个或2个以上溃疡并存，称为多发性溃疡。形态为圆形或椭圆形，边缘光整、底部洁净，上面覆盖有灰白色或灰黄色纤维渗出物。浅者仅累及黏膜肌层，深者可贯穿肌层，甚至穿孔。

（2）中医病因病机

中医学认为多种原因可导致本病，常与饮食不节、情志所伤、脾胃虚弱等相关。因饮食不节，宿食内停；或嗜酒及辛辣肥甘之品，湿热内蕴；或进食生冷寒凉，伤及脾阳，均可引起脾胃运化失职，气血运行不畅，导致疾病的发生。长期焦虑、忧思等，情志不调，肝失疏泄，气机阻滞，脾失健运，胃失和降导致肝胃不和；或肝气郁久化火，肝胃郁热；或气滞血瘀，胃络不通而痛。素体脾胃不健，或久病累及脾胃，或误治滥用药物，损伤脾胃，致脾胃虚弱，清阳不能升运，阴寒饮浊内聚，胃络失其温养，或胃中津液不足，胃腑失其濡润，均可致不荣而痛。本病病位主要在胃，与脾、肝关系密切，脾虚是其发生的病理基础，病性多属本虚标实。初起在气分，久病入血分，兼见血病。

5.1.3 临床表现

消化性溃疡的临床表现的特点如下：①慢性过程，一般少则几年，多则十几年或更长。②周期性发作，病程中常出现发作期与缓解期相互交替。发作有季节性，冬春和秋冬之交发病。③节律性疼痛，常与进食有关。

以上腹部疼痛为主要症状，部位多位于中上腹，可偏右或偏左。性质多为灼痛、钝痛、胀痛、饥饿不适感，一般轻至中度持续性痛。持续性剧痛提示溃疡穿孔。十二指肠溃疡疼痛好发在两餐之间，持续不减至下餐进食后缓解。部分患者有午夜痛。胃溃疡疼痛约在餐后1小时出现，在下次就餐前自行消失。上腹痛常因为精神刺激、过度疲劳、饮食不慎、药物影响、气候变化等因素诱发或加重；可因休息、进食、服制酸药等因素缓解。可伴有食欲不振、烧心（上腹部烧灼感）、反酸、嗳气、恶心等症状；部分病例无上述典型的疼痛，而表现为无规律性的上腹隐痛或不适。查体溃疡活动时中上腹可有局限性压痛，缓解期无明显体征。

5.1.4 诊断

诊断依据为：①临床表现，长期反复出现的周期性、节律性慢性上腹疼痛，应用制酸药可缓解。上腹部可有局限性深压痛。②辅助检查，胃镜检查可确诊；X线钡餐检查如见龛影有确诊价值。

5.2 磁疗技术在消化性溃疡中的应用

5.2.1 技术一

磁疗部位 中脘、内关、足三里、阳陵泉、太冲、合谷、三阴交等。

治疗方法 贴敷法。用大小适宜的磁片贴敷于穴位。磁片表面磁场强度为1000~2000Gs，以S极贴敷为主。本法适用于消化性溃疡属实证者。

治疗时间 穴位贴敷者采用连续贴敷法，每次取3~4个穴位，5日左右交换1次穴位。

5.2.2 技术二

磁疗部位 脾俞、胃俞、内关、中脘、足三里、膈俞、公孙等。

治疗方法 贴敷法。用大小适宜的磁片贴敷于穴位。磁片表面磁场强度为1000~2000Gs，以N极贴敷为主。本法适用于消化性溃疡属虚证者。

治疗时间 穴位贴敷者采用连续贴敷法，每次取3~4个穴位，5日左右交换1次穴位。

5.2.3 技术三

磁疗部位 上腹部或病变部位。

治疗方法 电磁法。应用交变磁场或脉动磁疗机的治疗磁头置于上腹部，或参照钡餐检查结果将病变部位作为治疗部位，采用1~2个磁头，置于病变部位。如用低频电磁综合治疗仪时电压调到60~80V，磁头置于病变部位的体表。

治疗时间 每次15~30分钟，每日1次。

5.2.4 技术四

磁疗部位 中脘、内关、足三里、阳陵泉、太冲、合谷、三阴交、脾俞、胃俞、膈俞、公孙。

治疗方法 旋磁法。应用旋转磁疗机，磁头置于治疗穴位。
治疗时间 每次取 3～4 个穴位，每穴治疗 5～10 分钟，每日 1 次。

5.2.5 技术五

磁疗部位 中脘。
治疗方法 磁极板疗法。将磁极板自制成腰带，置于治疗部位。
治疗时间 采用连续贴敷法，治疗 1～2 个月，每日 24 小时佩戴。

5.2.6 技术六

磁疗部位 常用耳穴有胃、十二指肠、幽门、贲门、交感、皮质下、神门。
治疗方法 耳磁法。用 1～3mm 的磁珠贴敷于耳穴，磁珠磁场强度为 300～500Gs。
治疗时间 采用连续贴敷法。每日用手指轻轻揉压 2 次，每次 1～2 分钟。

5.2.7 技术七

治疗方法 磁处理水疗法。
治疗时间 每日自然饮用磁处理水 1000～2000ml，一般分 4 次内服。

6 慢性腹泻

6.1 慢性腹泻概述

6.1.1 概念

正常人一般每日排便 1 次，平均为 150 ~ 200g，含水量为 60% ~ 85%，少数人每日排便 2 ~ 3 次或每 2 ~ 3 日 1 次，但粪便成形。腹泻指排便次数增多，>3 次/日，粪便量增加（>200g/d），粪质稀薄（含水量>85%）。腹泻超过 3 ~ 6 周或反复发作，即为慢性腹泻。腹泻应除外肠运动过快所致的排便次数增多和肛门括约肌松弛失禁。本病可归属于中医学"泄泻"范畴。

6.1.2 病因病机

(1) 西医病因病理

慢性腹泻常见的病因包括胃肠道疾病，如溃疡性结肠炎、克罗恩病、慢性细菌性痢疾、肠易激综合征、肠结核、肠道菌群失调、慢性阿米巴结肠炎、放射性肠炎、原发性小肠吸收不良、胃癌、萎缩性胃炎等；肝、胆道、胰腺疾病，如慢性肝炎、肝硬化、长期阻塞性黄疸、慢性胰腺炎、肝癌、胆管癌、胰腺癌等；全身性疾病，如糖尿病、系统性红斑狼疮、甲状腺功能亢进症、甲状旁腺功能减退症、慢性肾上腺皮质功能减退症、尿毒症、食物过敏等。

腹泻按病理生理可分为四大类，但临床上某些腹泻常在多种机制共同作用下发生。渗透性腹泻是由于肠腔内存在大量高渗食物或药物，使血浆和肠腔内容物之间的渗透压差增大，血浆中的水分很快透过肠黏膜进入肠腔，直到肠内容物被稀释成等渗为止，如使用脱水剂（如甘露醇、山梨醇）和先天性乳糖酶缺乏症。分泌性腹泻是由于肠黏膜受到刺激，肠细胞分泌功能增强、吸收减弱或二者并存时，引起水和电解质的净分泌增加，如服用某些泻药。渗出性腹泻是由于肠黏膜的完整性受到炎症、溃疡等病变的破坏而渗出大量黏液、脓、血所致。它包括感染性腹泻和非感染性腹泻两类，导致感染性腹泻的病原体有细菌、病毒、寄生虫、真菌等；导致非感染性腹泻的疾病可为自身免疫、炎症性肠病、肿瘤等。胃肠动力失常导致的腹泻是由于部分药物、疾病和胃肠道手术改变了肠道正常的运动功能，促进肠蠕动，使肠内容物过快地通过肠腔，与黏膜接触时间过短，从而影响消化与吸收，如服用西沙必利、糖尿病等。

（2）中医病因病机

慢性腹泻的病因是多方面的，外感寒暑热湿等邪气，内伤饮食、情志、脏腑失调皆可致泻。感受外邪导致慢性腹泻，以暑、湿、寒、热较为常见，其中又以感受湿邪最为常见。脾喜燥而恶湿，外来湿邪，最易困阻脾土，以致升降失职，清浊不分，水谷混杂而下发生泄泻，故有"湿多成五泄"之说。饮食过量，停滞不化；或恣食肥甘，湿热内蕴；或过食生冷，寒湿内蕴；或误食不洁，均可损伤脾胃，化生食滞、寒湿、湿热之邪，致运化失职，升降失调，清浊不分，混杂而下，而发生泄泻。情志不舒或因烦恼郁怒，肝气不舒，横逆克脾；或因忧郁思虑伤脾，脾气不运，土虚木乘，均可致脾失健运，升降失调而发病。若长期饮食不节，饥饱失调；或劳倦内伤；或久病体虚；或素体脾胃虚弱，不能受纳水谷，致聚水成湿，积谷为滞，清浊不分，混杂而下，发为本病。年老体弱，肾气不足；或久病之后；或房室无度，肾阳受损，脾失温煦，运化失职，致水谷不化，而成泄泻。此外肾主司二便，若肾气不足，关门不利，则泻下不止。

6.1.3 临床表现

临床可见排便次数增多，>3次/日，粪便量增加（>200g/d），粪质稀薄（含水量>85%），伴有便意频繁和里急后重，粪色较深，多呈胶胨状，混有血液者病变多位于直肠和（或）乙状结肠；如腹泻无里急后重，粪便稀烂成液状，色较淡者病变多在小肠；如粪呈油腻状，多泡沫，含食物残渣，有恶臭者因慢性胰腺炎和小肠吸收不良引起；腹泻与便秘交替出现见于肠结核和肠易激综合征；慢性痢疾、血吸虫病、溃疡性结肠炎、直肠癌等病引起的腹泻，每日排便不过数次，粪便常带脓血。结肠炎、克罗恩病可有腹部压痛，腹块常提示肿瘤或炎性病变，炎性块物的质地一般比肿瘤软，但压痛较显著。部分患者肠鸣音亢进。

6.1.4 诊断

本病诊断依据为：①临床表现，收集起病及病程、腹泻次数及粪便性质、腹泻与腹痛的关系、伴随症状和体征、缓解与加重的因素等有助于原发疾病的诊断。②辅助检查，常规实验室检查特别是粪便检验是诊断疾病最基本的证据，进一步X线钡剂检查和（或）结肠镜检查。如仍无明确结论，则需根据不同情况选用超声、CT、逆行胰胆管造影（FRCP）等影像学诊断方法以检查胆、胰疾病，或进行小肠吸收功能试验、小肠黏膜活体组织检查以检查小肠吸收功能。高度怀疑肠结核、肠阿米巴病等疾病时，可在密切随访下进行诊断性治疗。

6.2 磁疗技术在慢性腹泻中的应用

6.2.1 技术一

磁疗部位 足三里、丰隆、中脘、神阙、天柱、天枢、胃俞、大肠俞。

治疗方法 贴敷法。用大小适宜的磁片贴敷于穴位。磁片表面磁场强度为 1000～2000Gs。

治疗时间 采用连续贴敷法，每次取3～4对穴位，2日左右交换1次穴位。

6.2.2 技术二

磁疗部位 腹部疼痛部位。

治疗方法 电磁法。将脉动磁疗机的治疗磁头置于治疗部位。

治疗时间 每次15～30分钟，每日1次。

6.2.3 技术三

磁疗部位 脐部。

治疗方法 电磁法。低频交变磁场或脉动磁场，选用面积较大的磁头对准脐部，以使脐部附近的穴位均可受到磁场作用。

治疗时间 每次15～30分钟，每日1次。

6.2.4 技术四

磁疗部位 足三里、丰隆、中脘、神阙、天柱、天枢、胃俞、大肠俞。

治疗方法 旋磁法。应用旋转磁疗机，治疗磁头置于治疗穴位。

治疗时间 每次取3～4个穴位，每穴治疗5～10分钟，每日1次。

6.2.5 技术五

磁疗部位 足三里、丰隆、中脘、神阙、天柱、天枢、胃俞、大肠俞。

治疗方法 磁电法。将脉冲电流的输出导线端与磁片的一极相连接，磁片的另一极接触皮肤，用胶布固定在穴位上。

治疗时间 每次通电治疗20～30分钟，每日1次。

6.2.6 技术六

磁疗部位 天枢。

治疗方法 磁极板疗法。用磁极板自制成腰带，磁极板对准治疗部位。

治疗时间 采用连续贴敷法，治疗 3～5 个月，每日 24 小时佩戴。每月休息 5 日。

6.2.7 技术七

磁疗部位 常用耳穴有胃、脾、大肠、小肠、贲门、三焦。

治疗方法 耳磁法。用 1～3mm 的磁珠贴敷于耳穴，磁珠磁场强度为 300～500Gs。

治疗时间 采用连续贴敷法。每日用手指轻轻揉压 2 次，每次 1～2 分钟。

6.2.8 技术八

治疗方法 磁处理水疗法。

治疗时间 每日自然饮用磁处理水 2000～3000ml。

7 胃肠功能紊乱

7.1 胃肠功能紊乱概述

7.1.1 概念

胃肠道功能紊乱又称胃肠神经症，是以胃肠运动功能紊乱为主的胃肠综合征。临床表现主要有咽异感症、神经性呕吐、神经性嗳气、神经性厌食与肠易激综合征，常伴有失眠、焦虑、注意力涣散、健忘、神经过敏、头痛等其他功能性症状。精神因素为本病发生的主要诱因，如情绪紧张、焦虑、烦恼等，而在生物化学和病理解剖学方面则无器质性改变。本病可归属于中医"郁证""梅核气""呕吐""胃脘痛""纳呆""腹胀""腹痛""泄泻""便秘"等范畴。

7.1.2 病因病机

(1) 西医病因病理

有关本病的发病机制，迄今还没有统一的认识。但精神因素在本症的发生和发展中起重要的作用，如情绪紧张、焦虑、烦恼等不良情绪可以通过大脑皮质导致下丘脑功能紊乱，影响自主神经功能，进而引起胃肠道功能障碍。此外不规律的饮食习惯易造成胃的蠕动功能紊乱，进而使胃壁内的神经丛功能亢进，促进胃液的分泌引发本病。消化系统疾病，如消化不良、胃炎、溃疡、急性胃肠炎等是造成本病的病理性因素。

(2) 中医病因病机

本病的发生主要是七情内伤所致，亦与饮食失调有关。由于情志不遂，肝气郁结，脾虚湿停，久则生痰，气滞痰壅，交阻咽部；或因思虑伤脾，运化失职，水湿不化，聚而生痰，升降失调，胃气逆乱；或因郁怒伤肝，疏泄失常，气机阻滞，逆犯胃腑，胃失和降，冲逆而上；或因气郁日久，化热生火，乘脾犯胃，清气不升，浊气不降；或因饮食不节，损伤脾胃，致运化失职，升降失调而致。

7.1.3 临床表现

临床表现以胃肠道症状为主，可局限于咽、食管或胃，但以肠道症状最常见，也可同时伴有神经症的其他常见症状。胃神经症可见反复发作的连续性嗳气、咽部异物感、反酸、嗳气、厌食、恶心、呕吐、食后饱胀、上腹不适或疼痛，剑突下灼热感、每遇情绪变化则症状加重。肠神经症又称肠易激综合征，可见腹痛、腹胀、肠鸣、腹泻和便秘、左下腹痛时可扪及条索状肿物，腹痛常因进食或冷饮而加重，在排便、排气、灌肠后减轻。腹痛常伴有腹胀、排便不畅感或排便次数增加，粪便可稀可干等症状。

7.1.4 诊断

根据胃肠道功能紊乱的临床特点，特别是病情常随情绪变化而波动，症状可因精神治疗如暗示疗法而暂时消退，提示有本症的可能性。初步诊断后，还须密切随访，经过一段时间除外器质性病变后才能确诊。

7.2 磁疗技术在胃肠功能紊乱中的应用

7.2.1 技术一

磁疗部位 中脘、中极、足三里、关元、天枢、胃俞、脾俞、太冲、丰隆、三阴交。

治疗方法 贴敷法。选择大小适宜的磁片贴敷于穴位。磁片表面磁场强度为 1000～2000Gs。

治疗时间 采用连续贴敷法，每次取 3～4 对穴位，5 日左右交换 1 次穴位。

7.2.2 技术二

磁疗部位 天枢。

治疗方法 磁极板疗法。用磁极板自制成腰带，磁极板对准治疗部位。

治疗时间 采用连续贴敷法，每日 24 小时佩戴至痊愈。

7.2.3 技术三

磁疗部位 中脘、关元。

治疗方法 电磁法。应用电磁疗机，治疗磁头置于治疗部位。

治疗时间 每次 15～30 分钟，每日 1 次。

7.2.4 技术四

磁疗部位 中脘、中极、足三里、关元、天枢、胃俞、脾俞、太冲、丰隆、三阴交。

　　治疗方法　旋磁法。应用旋转磁疗机，治疗磁头置于治疗穴位。

　　治疗时间　每次取 3～4 个穴位，每穴治疗 5～10 分钟，每日 1 次。

7.2.5　技术五

　　磁疗部位　中脘、中极、足三里、关元、天枢、胃俞、脾俞、太冲、丰隆、三阴交。

　　治疗方法　磁电法。将脉冲电流的输出导线端与磁片的一极相连接，另一极用胶布固定在穴位上，磁片表面磁场强度为 1000～2500Gs。

　　治疗时间　每次通电治疗 20～30 分钟，每日 1 次。

7.2.6　技术六

　　磁疗部位　常用耳穴有胃、肠、神门、交感。

　　治疗方法　耳磁法。用 1～3mm 的磁珠贴敷于耳穴，磁珠磁场强度为 300～500Gs。

　　治疗时间　采用连续贴敷法。每日用手指轻轻揉压 2 次，每次 1～2 分钟。

7.2.7　技术七

　　治疗方法　磁处理水疗法。采用热水进行磁处理为好。

　　治疗时间　每日自然饮用磁处理水 2000～3000ml。

8 高血压

8.1 高血压概述

8.1.1 概念

高血压是一种以动脉血压持续升高为特征的进行性心血管损害的疾病，是心脏病、脑血管病、肾脏病发生和死亡的最主要的危险因素，是全球人类最常见的慢性病。经非同日 3 次测量血压，收缩压 ≥ 140mmHg 和（或）舒张压 ≥ 90mmHg，可考虑诊断为高血压。高血压可分为原发性高血压和继发性高血压。原发性高血压称为高血压病，占高血压的 95% 以上；继发性高血压为某些疾病的临床表现，有明确的病因，占高血压的 5% 以下。我国每年新增高血压患者1000 万，估计现患高血压 2 亿人。原发性高血压可归属于中医"眩晕""头痛""中风"等范畴。

8.1.2 病因病机

（1）西医病因病理

原发性高血压的病因尚未阐明，现有研究认为与遗传、环境等因素有关。原发性高血压有明显的遗传倾向，是一种多基因疾病，多个"微效基因"的联合缺陷可能是导致高血压的基础。环境因素主要指不良生活方式，比较明确的是超重/肥胖或腹型肥胖，高盐饮食，长期过量饮酒，长期精神过度紧张。此外，高血压的发生还与口服避孕药、睡眠呼吸暂停、低通气综合征等相关。原发性高血压的发病机制尚未明确，目前认为与血压调节机制失代偿、交感神经活性亢进、肾素–血管紧张素–醛固酮系统激活、钠潴留、血管内皮功能受损、胰岛素抵抗等环节有关。高血压早期无明显病理改变，长期高血压主要引起左心室肥厚和全身小动脉病变，表现为小动脉玻璃样变、中层平滑肌增殖、管腔狭窄。血管重建导致重要靶器官（如心、脑、肾等）缺血。持续高血压使左心室负荷加重，日久导致左心室肥厚、扩大，长期发展可致高血压性心脏病，甚至心力衰竭。高血压还可促进动脉硬化的发生、发展，导致冠状动脉粥样硬化性心脏病。脑血管意外是高血压导致的最常见致死原因。急性高血压可导致脑小血管痉挛和高血压脑病。长期高血压可导致腔隙性脑梗死、脑出血、脑血栓形成。长期高血压可导致肾小球入球小动脉硬化、肾实质缺血、肾小球纤维化，亦可造成肾单位萎缩，严重者引起肾衰竭。高血压还可导致视网膜小动脉痉挛、硬化，后期可导致视网膜出血、渗出及视乳头水肿。

（2）中医病因病机

中医认为本病的主要病因有情志失调、饮食不节、久病过劳及先天禀赋不足等。患者因长期恼怒抑郁，肝气郁结，气郁化火，上冲清窍；或郁火伤阴，肝阴亏虚，阴不制阳，上扰头目；或思虑太过，劳伤心脾，心血暗耗，清窍失养均可致头晕；或因过食肥甘厚味，损及脾胃，脾失健运，酿生痰湿，痰浊上扰清窍；或因先天禀赋不足、久病不愈、过度劳倦、房劳过度、伤及肾精，阴阳失于平衡，脏腑功能紊乱，髓窍失养发为本病。本病的主要病理环节为风、火、痰、瘀、虚，与肝、脾、肾等脏腑密切相关。病机性质为本虚标实，其本为肝肾阴虚，其标为肝阳上亢、痰浊内蕴为标。另外，还与冲任失调、气阴两虚、心肾不交等有关。

8.1.3 临床表现

大多数患者起病隐袭，约 1/5 患者症状缺如，在体检时发现。常见症状为头晕、头痛、后颈部僵硬疼痛、心悸、注意力不集中等。早期血压升高的诱因为劳累、激动、紧张，休息后可缓解，后期血压常持续升高。查体听诊可闻及主动脉瓣区第二心音亢进及主动脉瓣收缩期杂音，颈部、背部两侧肋脊角、上腹部脐两侧、腰部肋脊处可闻及血管杂音。

8.1.4 诊断

在未服用抗高血压药的情况下，非同日 3 次测量，收缩压≥140mmHg 和（或）舒张压≥90mmHg，可诊断为高血压。患者既往有高血压病史，目前正在服用抗高血压药，血压虽<140/90mmHg，也应诊断为高血压。在排除继发性高血压后，则可诊断为原发性高血压。

8.2 磁疗技术在高血压中的应用

8.2.1 技术一

磁疗部位 人迎、曲池、安眠、足三里、风池、太冲、三阴交、行间、太阳、内关、神门、百会、阳陵泉、太溪、昆仑、关元。

治疗方法　贴敷法。选择大小适宜的磁片贴敷于穴位。磁片表面磁场强度为1000～2000Gs。内关和外关可以用对置法敷贴，内关敷贴磁片的北极，外关敷贴磁片的南极，或佩带磁疗项链。

治疗时间　采用连续贴敷法，每次取3～5对穴位，7日左右交换1次穴位。磁疗项链可坚持长期佩戴，每日5小时以上。

8.2.2　技术二

磁疗部位　双侧曲池或双侧涌泉。
治疗方法　贴敷法。用直径1cm左右的磁片单独贴敷双侧穴位。磁片表面磁场强度为1500Gs。
治疗时间　采用连续贴敷法。

8.2.3　技术三

磁疗部位　双侧百会。
治疗方法　贴敷法。用直径1cm左右的磁片贴敷于穴位。磁片表面磁场强度为1000Gs。
治疗时间　采用连续贴敷法。

8.2.4　技术四

磁疗部位　内关、外关。
治疗方法　磁带法。磁片对准内关与外关穴。磁片表面磁场强度为600～1000Gs。
治疗时间　每日佩带时间不少于16小时。

8.2.5　技术五

磁疗部位　曲池。
治疗方法　电磁法。应用电磁疗机，治疗磁头置于治疗部位。
治疗时间　每次15～20分钟，每日1次。

8.2.6　技术六

磁疗部位　双侧曲池或双侧百会。
治疗方法　旋磁法。应用旋转磁疗机，治疗磁头置于治疗穴位。
治疗时间　治疗20～30分钟，每日1次。

8.2.7　技术七

磁疗部位　双侧曲池。

治疗方法 磁电法。将脉冲电流的输出导线端与磁片的一极相连接，后用胶布固定在穴位上。

治疗时间 每次通电治疗 20～30 分钟，每日 1 次。

8.2.8 技术八

磁疗部位 常用耳穴有降压沟、神门、心、内分泌、肝、小肠、三焦、交感、皮质下。

治疗方法 耳磁法。用 1～3mm 的磁珠贴敷于耳穴，磁珠磁场强度为 400Gs。

治疗时间 采用连续贴敷法。每次双耳各取 3～5 个穴，5 日交换 1 次。每日用手指轻轻揉压 2 次，每次 1～2 分钟。

8.2.9 技术九

治疗方法 磁处理水疗法。

治疗时间 每日自然饮用磁处理水 2000～3000ml。

9 心血管神经症

9.1 心血管神经症概述

9.1.1 概念

心血管神经症是以心血管疾病的有关症状为主要表现的临床综合征，属于功能性神经症的一种类型。本病大多发生在中青年，20～50岁较多见；女性多于男性，尤多见于更年期妇女，脑力劳动者多于体力劳动者。临床上无器质性心脏病的证据，可有心悸、心前区疼痛、呼吸困难及自主神经功能紊乱症状。本病预后良好，但长期症状严重的患者可明显影响正常生活和工作。本病可归属于中医"惊悸""怔忡""不寐""眩晕""心痛""胸痹"等范畴。

9.1.2 病因病机

（1）西医病因病理

病因尚不清楚，可能与神经类型、环境因素和性格有关。常见神经类型为抑郁型、焦虑型和忧愁型。上述类型患者受到外界环境刺激，或工作紧张、压力较大，难以适应时可能导致发病。部分患者缺乏对心脏病的认识，对疑似症状产生过度忧虑而诱发本症。器质性心脏病患者也可以同时有心血管神经症。发病过程中常有神经系统和内分泌系统功能失调，交感神经功能亢进，交感神经和迷走神经功能失衡，导致本病发生。目前认为女性内分泌系统功能失调也参与了本病的发生。

（2）中医病因病机

本病的发生多与七情、饮食、劳伤、血瘀等诸种因素有关。忧思恼怒伤肝，导致肝气郁结不畅，肝气与心气相通，肝失疏泄，郁而化火，火扰神明；或气郁化火，灼津为痰，痰火相兼，上扰于心；或思虑过度，劳伤心脾，不仅暗耗阴血，也致脾运日减，生化之源不足，气血两虚，不能养心；或饮食不节，加之多思善虑而伤脾，脾虚气结，气结则不能输运水湿，遂聚而为痰，痰浊扰心；或素禀体虚，或久病伤正，或劳倦太过，耗伤气血，人体气血阴阳亏乏，以致心神失养均可导致本病的发生。本病病位在心，但与脾、肾、肝、胆密切相关，多因气血失调，脏腑功能紊乱，导致气滞、血瘀、痰凝，或血不养心、心肾不交等所致。

9.1.3　临床表现

（1）心悸

心脏搏动感增强，紧张或疲劳时明显，心率可正常、偏快、偏慢，可伴心律不齐。

（2）呼吸困难

胸闷、呼吸不畅，喜叹息样呼吸来试图缓解胸闷，胸闷持续时间可长可短，与劳力无明显相关性。

（3）胸痛

胸痛多位于心前区，位置可不固定，多呈针刺样、牵扯样或刀割样，持续时间长短不等，含服硝酸甘油不能缓解疼痛。与劳力无明显相关性，多数发生在静息状态时。

（4）其他

头晕、头痛、乏力、睡眠不佳、健忘、多汗、手足发冷、双手震颤、尿频等神经症症状。

9.1.4　诊断

根据患者心血管功能失调的症状较多，同时又缺少阳性的体征，并伴有神经症表现，经心血管方面的观察与医疗器械检查，并未发现器质性心脏病的现象时，可以考虑诊断为心血管神经症。但需要注意的是，必须尽可能将器质性心脏病排除，以防误诊。

9.2　磁疗技术在心血管神经症中的应用

9.2.1　技术一

磁疗部位　心前区、心俞、膻中、内关、三阴交。

治疗方法　贴敷法。选择大小适宜的磁片贴敷于穴位。磁片表面磁场强度为600~1500Gs。患者若对胶布过敏时，可在内衣上缝制磁片，务必使磁片对准选取的穴位。

治疗时间　采用连续贴敷法，每次取3~4个穴位，7日左右交换1次穴位。

9.2.2 技术二

磁疗部位 心前区、心俞、膻中、内关、三阴交。

治疗方法 旋磁法。应用旋转磁疗机，治疗磁头置于治疗穴位。

治疗时间 每次取 3 ~ 4 个穴位，每穴治疗 5 ~ 10 分钟，每日 1 次。

9.2.3 技术三

磁疗部位 常用耳穴有心、神门、皮质下、脑点。

治疗方法 耳磁法。用 1 ~ 3mm 的磁珠贴敷于耳穴，磁珠磁场强度为 300 ~ 500Gs。

治疗时间 采用连续贴敷法，每 2 日交换 1 次穴位。每日用手指轻轻揉压 2 次，每次 1 ~ 2 分钟。

10 糖尿病

10.1 糖尿病概述

10.1.1 概念

糖尿病是一种由胰岛素绝对或相对不足和（或）胰岛素抵抗而引起的以高血糖为共同特征的常见的内分泌代谢综合征。临床特征为多尿、多饮、多食及消瘦，同时伴有脂肪、蛋白质、水和电解质等代谢障碍，可以并发眼、肾、神经、心脑血管等多脏器和组织的慢性损害，引起其功能障碍及衰竭。病情严重或应激时可发生急性代谢紊乱，如酮症酸中毒、高渗性昏迷、乳酸性酸中毒等而威胁生命。本病可归属于中医"消渴"，其并发症可归属于"虚劳""胸痹""中风"之范畴。

10.1.2 病因病机

（1）西医病因病理

糖尿病病因和发病机制至今未完全明了，目前普遍认为主要与遗传因素、环境因素、免疫因素和胰岛素拮抗激素等有关。1型糖尿病是以胰岛B细胞破坏、胰岛素分泌缺乏为特征的自身免疫性疾病。因病毒感染、化学物质等因素作用于易感人群，导致由特拉斯淋巴细胞介导的胰岛B细胞自身免疫性损伤和凋亡，体内胰岛素分泌不足进行性加重，导致糖尿病。2型糖尿病有较强的遗传基础，并与多种环境因素影响有关，包括老龄化、不合理饮食与热量摄入、体力活动不足、肥胖以及生活方式不合理等。其发病与胰岛素抵抗和胰岛素分泌相对缺乏有关。1型糖尿病患者的病理改变为B细胞数量减少，胰岛周围有淋巴细胞和单核细胞浸润。2型糖尿病患者胰岛病理改变相对较轻，在光学显微镜下约有1/3病例没有组织学上肯定的病变。血管病变包括微血管病变和大血管病变。大血管病变主要为动脉粥样硬化，侵犯主动脉、冠状动脉、脑动脉、肾动脉和肢体周围动脉等，引起冠心病、缺血性或出血性脑血管病、肾动脉硬化、肢体动脉硬化等。糖尿病性神经病变多见于病程较长和病情控制不良患者，主要是末梢神经纤维受累，病变有时累及神经根、椎旁交感神经节、脊髓等，感觉神经损害比运动神经损害明显。

（2）中医病因病机

与禀赋不足、饮食失节、情志失调、劳欲过度等因素有关，致肾虚肺燥胃热，发为消渴。先天禀赋不足，是引起消渴病重要的内在因素，其中尤以阴虚体质最易罹患，而肾精亏虚在本病发生过程中尤为关键。长期过食肥甘、辛辣香燥，致脾胃运化失健，积热内蕴，化燥伤津；过度的精神刺激，如郁怒伤肝、劳心竭虑等，致气机郁滞，郁久化火，火热内燔，消灼肺胃阴津；劳欲过度，肾精亏虚，虚火内生，上蒸肺胃，均可致肾虚肺燥胃热俱现，发为消渴。其基本病机主要在于肺、胃、肾阴津亏损，燥热偏盛，而以阴虚为本，燥热为标，两者互为因果。病情日久，而呈气阴两虚，阴阳俱虚，阴虚燥热常见变证百出。消渴病日久，则易发生以下两种病变：一是阴损及阳，阴阳俱虚，其中以肾阳虚及脾阳虚较为多见；二是病久入络，血脉瘀滞。

10.1.3　临床表现

（1）无症状期

部分患者在前期、亚临床期、隐性期无明显症状。1型糖尿病患者有时因生长迟缓、体力虚弱、消瘦或有酮症而被发现。2型糖尿病患者常因并发症如高血压、心血管病、肥胖症被发现。

（2）症状期

患者可见多尿、烦渴多饮、善饥多食、体重减轻，伴见皮肤瘙痒、四肢麻木、酸痛、性欲减退、月经失调、便秘、顽固性腹泻等。

（3）并发症

急性并发症包括：①糖尿病酮症酸中毒，表现为多尿、多饮和乏力，随后出现食欲减退、恶心、呕吐，常伴有烦躁、呼吸深快、呼气中有烂苹果味；②高渗性非酮症糖尿病昏迷，表现为烦渴、多尿，严重者出现脱水症状群；低血糖反应及昏迷，表现为心悸、出冷汗、焦虑、颤抖或晕、乏力、反应迟钝，甚至痉挛，后期则出现脑功能障碍；③感染，如皮肤感染、肺结核、尿路感染。

慢性并发症包括：①大血管病变，可见糖尿病性冠心病、糖尿病性脑血管病、糖尿病下肢动脉硬化闭塞症；②微血管病变，可见糖尿病肾病、糖尿病性视网膜病变。神经病变以周围神经病变最常见，常表现为末梢神经炎，造成感觉异常，分布如袜子或手套状，伴麻木、灼热、刺痛等。此外还可见糖尿病足，表现为足部疼痛、溃疡、水疱、肢端坏疽。

10.1.4　诊断

具备以下三项中任何一项，怀疑糖尿病；具备任意两项可确诊糖尿病：①有糖尿病症状，同时任意血糖≥11.1mmol/L。②空腹血糖≥7.0mmol/L。③葡萄糖耐量试验中，2 小时血糖≥11.1mmol/L。

10.2 磁疗技术在糖尿病中的应用

10.2.1 技术一

磁疗部位 肺俞、脾俞、胃俞、肾俞、膈俞、足三里、太溪、少商、鱼际、关元、水泉。

治疗方法 贴敷法。选择大小适宜的磁片贴敷于穴位。磁片表面磁场强度为 1000～2000Gs。

治疗时间 采用连续贴敷法，每次取 3～4 对穴位，7 日左右交换 1 次穴位。

10.2.2 技术二

磁疗部位 上腹部、腰背部。

治疗方法 磁极板疗法。用 2 块磁极板自制成腰带，磁极板对准左上腹部和腰背部，两磁极板极性相反，以增强疗效。

治疗时间 采用连续贴敷法，20 日为 1 个疗程，2 个疗程间休息 5 日。

10.2.3 技术三

磁疗部位 左上腹部。

治疗方法 强磁法。用产生 10 000Gs 的磁枪对准人体胰腺的体表投影区照射，磁场强度 8000Gs；同时加用远红外线照射，湿度 60℃；同时服用 5000Gs 磁水器得到的磁处理水。

治疗时间 每次 25 分钟，每日 1 次。

10.2.4 技术四

磁疗部位 常用耳穴有内分泌、皮质下、肝、胰、肾、膀胱、小肠、交感。

治疗方法 耳磁法。用 1～3mm 的磁珠贴敷于耳穴，磁珠磁场强度为 300～500Gs。

治疗时间 采用连续贴敷法。每日用手指轻轻揉压 2 次，每次 1～2 分钟。

10.2.5 技术五

治疗方法 磁处理水疗法。

治疗时间 每日自然饮用磁处理水 1000～2000ml。

11 神经衰弱

11.1 神经衰弱概述

11.1.1 概念

神经衰弱是以精神容易兴奋和容易疲乏，常有情绪烦恼和心理生理症状的神经症性障碍。其临床主要表现为精神易兴奋，脑力和体力易疲劳，情绪易激惹、易烦恼、易紧张及心理因素引起的某些生理障碍，这些症状不是继发于躯体疾病和脑器质性病变，也不是其他任何精神障碍的一部分。但患者病前可存在持久的情绪紧张和精神压力，病程迁延，症状时轻时重，病情波动常与社会心理因素有关。

11.1.2 病因病机

（1）西医病因病理

病因与发病机制尚未完全清楚，多认为与素质、心理、社会、环境等因素有关。巴甫洛夫认为，高级神经活动类型属于弱型和中间型的人，易患神经衰弱。长期的心理冲突和精神创伤引起的负性情感体验是导致本病较多见的原因。例如，学习和工作不适应、家庭纠纷以及人际关系紧张，大都在患者思想上引起矛盾和内心冲突，成为长期痛苦的根源；又如家庭重大不幸，生活受到挫折等引起悲伤、痛苦等负性情感体验，导致神经衰弱的产生。生活忙乱无序，缺乏充分的休息，使紧张和疲劳得不到恢复，是神经衰弱的易发因素。此外，感染、中毒、营养不良、内分泌失调、颅脑创伤和躯体疾病等也可成为本病发生的诱因。病理生理基础是大脑皮质内抑制过程弱化，使神经细胞的兴奋性相对增高，对外界刺激可产生强而迅速的反应，从而使神经细胞的能量大量消耗，故临床表现为容易兴奋，又易于疲劳；由于大脑皮质功能弱化，其调节和控制皮质下自主神经系统的功能也减弱，从而出现各种自主神经功能亢进的症状。

（2）中医病因病机

本病由于长期精神紧张、思虑过度、心情不舒，以致阴阳失调，阴血暗伤，神气亏虚，脑失所养；或因七情损伤，气郁化火；饮食不节，伤及脾胃，失于运化，胃腑壅滞；或水湿不运，内生痰浊，扰动清窍。其病位在脑，与心、肝、脾、肾密切相关。虚证多属阴血不足，责在心、肝、脾、肾；实证多因肝郁化火、食滞痰壅、胃腑不和。

11.1.3　临床表现

(1) 衰弱症状

衰弱是本病常有的基本症状。患者经常感到精力不足、委靡不振、脑力迟钝，肢体无力；特别是工作稍久，即感注意力不能集中，记忆困难，工作和学习不能持久，效率减低。

(2) 兴奋症状

表现为回忆和联想增多；患者对指向性思维感到吃力，而缺乏指向的思维却很活跃，控制不住；这种现象在入睡前尤其明显。部分患者对声、光敏感，但并不表现言语行动增多。

(3) 情绪症状

主要表现为容易烦恼和容易激惹。患者无法解决现实生活中的各种矛盾，感到困难重重。另一方面则自制力减弱，遇事容易激动；或烦躁易怒；或伤感、落泪。约 1/4 的患者有焦虑情绪。

(4) 紧张性疼痛

以紧张性头痛最常见，伴头重、头胀、头部紧压感，或颈项僵硬；或出现腰酸背痛；或四肢肌肉疼痛。

(5) 睡眠障碍

最常见的是入睡困难、辗转难眠，以致心情烦躁，更难入睡。多梦易醒；或感到睡眠很浅；或睡醒后疲乏不解，仍然困倦。

(6) 其他心理生理障碍

其他包括头昏、眼花、耳鸣、心悸、心慌、气短、胸闷、腹胀、消化不良、尿频、多汗、阳痿、早泄或月经失调等。

11.1.4　诊断

本症诊断依据为：①存在导致脑功能活动过度紧张的社会心理因素。②具有易感素质或性格特点。③有显著的衰弱或持久的疲劳症状，但无躯体疾病或脑器质性病变可以解释这类症状发生的原因；情绪症状、紧张性疼痛和睡眠障碍这三类症状中的任何两项。对学习、工作和社会交往造成了不良影响。④病程至少 3 个月，具有反复波动或迁延的特点，病情每次波动多与精神因素有关。⑤全面体格检查，包括神经、精神检查或其他必要的各项检查，确能排除其他躯体疾病或早期精神病者。

11.2 磁疗技术在神经衰弱中的应用

11.2.1 技术一

磁疗部位 内关、曲池、风池、神门、安眠、印堂、太阳、涌泉、三阴交、百会、足三里、太溪。

治疗方法 贴敷法。选择大小适宜的磁片贴敷于穴位。磁片表面磁场强度为500～1500Gs。

治疗时间 采用连续贴敷法，每次取3～4个穴位，5日左右交换1次穴位。

11.2.2 技术二

磁疗部位 颈部。

治疗方法 磁疗项链疗法。每日佩戴磁疗项链。

治疗时间 24小时连续佩戴，3～4日休息1日。

11.2.3 技术三

磁疗部位 足部。

治疗方法 磁鞋法。每日穿用。

治疗时间 每日8小时以上，可连续穿用1～2个月，必要时穿3～6个月。

11.2.4 技术四

磁疗部位 足部。

治疗方法 足磁按摩器疗法。双足踏在足磁按摩器上来回滚动。

治疗时间 每日2～4小时。

11.2.5 技术五

磁疗部位 头颈部。

治疗方法 磁枕或磁帽法。

治疗时间 每日使用4～8小时或以上。

11.2.6 技术六

磁疗部位 眼部周围。

治疗方法 磁疗眼镜疗法。眼镜有4块磁体，磁体分别贴近攒竹、丝竹空、四白及安眠穴。

治疗时间　每日使用 4 ~ 8 小时或以上。

11.2.7　技术七

磁疗部位　双颞部。

治疗方法　电磁法。应用直流磁场治疗机，患者取平卧位，头部置于双磁极间，磁极紧贴治疗部位。磁场强度为 3000 ~ 3500Gs。

治疗时间　每次 20 分钟，每日 1 次，每周 6 次。

11.2.8　技术八

磁疗部位　内关、曲池、风池、神门、安眠、印堂、太阳、涌泉、三阴交、百会、足三里、太溪。

治疗方法　旋磁法。应用旋转磁疗机，治疗磁头置于治疗穴位。

治疗时间　每次取 3 ~ 4 个穴位，每穴治疗 5 ~ 10 分钟，每日 1 次。

11.2.9　技术九

磁疗部位　内关、曲池、风池、神门、安眠、印堂、太阳、涌泉、三阴交、百会、足三里、太溪。

治疗方法　磁电法。将脉冲电流的输出导线端与磁片的一极相连接，磁片的另一极接触皮肤，用胶布固定在穴位上。磁片表面磁场强度为 1000 ~ 2000Gs。

治疗时间　每次通电治疗 20 ~ 30 分钟，每日 1 次。

11.2.10　技术十

磁疗部位　主穴：肾俞、心俞、三阴交、阳陵泉。配穴：内关、志室、足三里。

治疗方法　综合疗法。先使用穴位贴敷法，表面磁场强度为 1000 ~ 2500 Gs。然后使用旋磁疗法，将旋转器磁头对准所取的穴位，磁片越接近皮肤越好。

治疗时间　贴敷法每次取 2 ~ 4 个穴位，贴敷 3 ~ 5 日，休息 3 ~ 5 日再次进行贴敷。贴敷 4 次为 1 个疗程。旋磁疗法每次治疗 30 分钟，隔日 1 次。

11.2.11　技术十一

磁疗部位　常用耳穴有心、肾、肝、神门、皮质下、交感、内分泌。

治疗方法　耳磁法。用 1 ~ 3mm 的磁珠贴敷于耳穴，磁珠磁场强度为 200 ~ 400Gs。

治疗时间　采用连续贴敷法。每日用手指轻轻揉压 2 次，每次 1 ~ 2 分钟。

12 三叉神经痛

12.1 三叉神经痛概述

12.1.1 概念

三叉神经痛是最常见的脑神经疾病，又称痛性抽搐。临床表现为在头面部三叉神经分布区域内，闪电样、刀割样、烧灼样、顽固性、难以忍受的剧烈性疼痛。说话、洗脸、刷牙或微风拂面，甚至走路时都会导致阵发性剧烈疼痛。疼痛历时数秒或数分钟，疼痛呈周期性发作，发作间歇期同正常人一样。三叉神经痛分为原发性与继发性两种，其中原发性三叉神经痛较常见。三叉神经痛与中医学的"面风痛"相类似，可归属于"头痛""头风"等范畴。

12.1.2 病因病机

(1) 西医病因病理

原发性三叉神经痛的病因及发病机制尚不清楚，可能是致病因子使三叉神经脱髓鞘而产生异位冲动或伪突触传递所致。继发性三叉神经痛又称症状性三叉神经痛，常为某一疾病的临床症状之一，如由小脑脑桥角及其邻近部位的肿瘤、炎症、外伤及三叉神经分支部位的病变所引起。

(2) 中医病因病机

本病的发生与外感六淫、饮食失常、情志过极、阴阳失调等因素有关。风为阳邪，升发向上，"巅高之上，惟风可到"。故本病以风邪为患者尤为多见。风性善行数变，故面痛时发时止。且风为百病之长，风易夹寒、热之邪阻滞头面三阳经络而致面痛。由于饮食不节，肥甘厚味太过，损伤脾胃，津液运化失常，聚湿生痰；复因风邪引触，两邪合而为患，上窜闭阻面部经脉，致经络挛急；或过食辛辣，致胃火亢盛，循经上攻，清窍脉络被灼而发病。肝胆互为表里，足少阳胆经"起于目锐眦，上抵头角"，"其支者，从耳后入耳中，出走耳前"。若情志过极，郁而化火，肝胆之火循经上犯，而致面部疼痛如烧如灼。若房事不节，恣情纵欲，耗伤肾精；或情志所伤，肝气郁结，肝阴暗耗，以致肝肾阴亏，阴不制阳，肝阳上亢，阳化风动，扰及面部经络，遂发为面风。此外，痰湿阻络，可致痰滞血瘀；或因年老气虚，血液运行无力，而致血瘀；或因情志失调，气滞血瘀；或因久病入络，脉络瘀滞，均可致面痛如刺，反复发作。总之，病机要点为络脉闭塞，不通则痛。病位主要在面部经络，与肝、胆、脾、胃等脏腑密切相关。

12.1.3　临床表现

原发性三叉神经痛以面部三叉神经一支或几支分布区内定时发作的短暂剧痛为特点。可长期固定在某一分支，尤以第二、第三支为多见，亦可两支同时受累，多为单侧性。三叉神经痛发作前无先兆，呈电击、刀割、烧灼、撕裂、针刺样疼痛。以面颊、上下颌或舌部最明显；口角、鼻翼、颊部、上唇外侧、舌等处最敏感，稍触动即可诱发，故称为"触发点"或"扳机点"。严重者刷牙、洗脸、说话、打呵欠、咀嚼、吞咽均可诱发，以致不敢做以上动作。严重患者伴有面部肌肉反射性抽搐，口角牵向患侧，称为痛性抽搐。病程可呈反复发作，间歇期完全正常。发作初期，发作次数较少，数日发作1次，间歇期亦长。大多随病程延长，发作渐频繁，间歇期变短。可呈周期性发作，每次发作期可持续数天、数周至数月，缓解期数天至数年不等，很少自愈。一般神经系统检查无阳性体征。

继发性三叉神经痛的特点为疼痛发作持续时间较长，常达数分钟至数十分钟，或呈持续性疼痛，阵发性加重。查体可见三叉神经支配区内的感觉减退、消失或过敏，多累及第一、第三支。第一支受累可有角膜反射迟钝，第三支受累可见咀嚼肌无力和萎缩。另外，尚可伴有原发疾病的其他阳性体征。

12.1.4　诊断

(1) 原发性三叉神经痛

根据疼痛的部位、性质、面部的扳击点及神经系统无阳性体征，结合起病年龄，一般诊断不难。早期易误认为牙痛，一部分患者已多次拔牙而不能使疼痛缓解。鼻窦炎、偏头痛、下颌关节炎、舌咽神经痛等也应与三叉神经痛相鉴别。

(2) 继发性三叉神经痛

除有临床症状外，有神经系统阳性体征。同时临床及影像学检查可发现器质性疾病，如肿瘤、炎症、血管畸形等。部分患者尚需行葡萄糖耐量试验以排除糖尿病性神经病变的可能。

12.2　磁疗技术在三叉神经痛中的应用

12.2.1　技术一

磁疗部位　太阳、百会、合谷、列缺、太冲、率谷、外关、风府、行间、太溪、攒竹、后溪、关元、阳白。

治疗方法 贴敷法。将磁片贴敷于穴位。磁片表面磁场强度为 800 ～ 2000Gs。贴敷头部穴位的磁片磁场强度要低。贴敷四肢穴位可选用体积大、磁场强度大的磁片。

治疗时间 采用连续贴敷法，每次取 3～4 个穴位，5 日左右交换 1 次穴位。

12.2.2 技术二

磁疗部位 太阳、四白、合谷、颊车、下关、痛点、攒竹。

治疗方法 贴敷法。将直径 1mm 磁片贴敷于穴位。磁片表面磁场强度为 800 ～ 2000Gs。

治疗时间 采用连续贴敷法，每次取 3～4 个穴位，5 日左右交换 1 次穴位。

12.2.3 技术三

磁疗部位 患侧的下关、颊车及翳风。

治疗方法 电磁法。治疗磁头与皮肤距离为 0.25mm，采用断续脉动磁场，7 断，7 通，20 次/分，磁场强度为 2600Gs，平均为 1300Gs。

治疗时间 每次 30 分钟，每日 1 次，5 日为 1 个疗程。

12.2.4 技术四

磁疗部位 阳白、本神、头维。

治疗方法 电磁法。治疗磁头与皮肤距离为 0.25mm，采用断续脉动磁场，7 断，7 通，20 次/分，磁场强度为 2600Gs，平均为 1300Gs。

治疗时间 每次 30 分钟，每日 1 次，5 日为 1 个疗程。

12.2.5 技术五

磁疗部位 太阳、百会、合谷、列缺、太冲、率谷、外关、风府、行间、太溪、攒竹、后溪、关元、阳白。

治疗方法 旋磁法。应用旋转磁疗机，治疗磁头置于治疗穴位。

治疗时间 每次取 3～4 个穴位，每穴治疗 5 分钟，每日 1 次。

12.2.6 技术六

磁疗部位 太阳、百会、合谷、列缺、太冲、率谷、外关、风府、行间、太溪、攒竹、后溪、关元、阳白。

治疗方法 磁电法。将脉冲电流的输出导线端与磁片的一极相连接，磁片的另一极接触皮肤，用胶布固定在穴位上。

治疗时间 每次通电治疗 20～30 分钟，每日 1 次。

12.2.7 技术七

磁疗部位 受累神经在面部的进出孔处、痛点或穴位。

治疗方法 磁电法。将磁片同名极贴敷于治疗部位，并与低频脉冲治疗仪连接，频率为 50～200Hz。

治疗时间 每次取 4 个点，连续波及疏密波各 20 分钟，每日 1 次。

12.2.8 技术八

磁疗部位 上关、第一支痛取太阳、第二支痛取下关、第三支痛取颊车。

治疗方法 磁电法配合点穴推拿。将磁电治疗仪一极置于患侧上关穴，另一极则根据患者受累神经置于相关穴位。待电极取去后做点穴推拿。

治疗时间 磁电法每次通电治疗 10～20 分钟，每日 1 次。

12.2.9 技术九

磁疗部位 承浆与翳风，太阳与颧髎，牵正与四白三组穴位。

治疗方法 电磁法配合电针法。在使用电针法基础上，选用直径 10mm，厚度 4mm，表面磁场强度为 1000～5000Gs 的磁片，调节频率在 50～200Hz 的低频电流磁场，磁片采用对置法置于治疗部位。

治疗时间 每次 20 分钟，每日 1 次，10 次为 1 个疗程，连续使用 2 个疗程。

13 面神经麻痹

13.1 面神经麻痹概述

13.1.1 概念

特发性面神经麻痹简称面神经炎或贝耳麻痹，是指茎乳突孔内面神经非特异性炎症所致的周围性面瘫。以一侧面部表情肌突然瘫痪为临床特征，多数患者于晨起洗漱时突然发现面颊动作不灵或歪斜，表情不自如，前额纹消失，眼裂开大，鼻唇沟平坦，口角下垂等症状。任何年龄均可发病，男性多于女性，常为单侧。本病与中医学的"口僻"相类似，可归属于"吊线风""歪嘴风"等范畴。

13.1.2 病因病机

(1) 西医病因病理

面神经炎的病因至今尚未完全明确。目前认为主要有以下几种：①病毒性或非特异性感染引起的免疫变态反应，常见有疱疹、麻疹、流感、腮腺炎、巨细胞病毒及风湿等。②面神经本身病变，如营养面神经的血管因寒冷、外伤、中毒等多种因素而受损，引起局部组织缺血、水肿，使面神经受压。③外周因素使面神经瘫痪，如茎乳突孔内骨膜炎便面神经受压迫和血液循环障碍等。病理变化早期主要是面神经水肿，髓鞘或轴突有不同程度的变性，以茎乳突孔和面神经管内尤为明显。严重者可有轴突变性。

(2) 中医病因病机

本病的发生与感受外邪、久病正虚、饮食不节等有关。由于机体正气不足，络脉空虚，卫外不固，风邪夹寒、夹热乘虚而入，客于颜面，气血痹阻，肌肉弛缓不收而致口僻。正如《诸病源候论·偏风口候》中所云："偏风口是体虚受风，风入于夹口之筋也。足阳明之筋，上夹于口，其筋偏虚，而风因乘之，使其经筋急而不调，故令口僻也。"若平素喜饮醇浆，偏嗜辛辣厚味，日久损伤脾胃，痰湿内生，加之外风引触，风痰互结，流窜经络，上扰面部；或口僻日久不愈，正气更渐亏耗，气虚不能上奉于面，阴血亦难灌注阳明；或气虚血行无力，血液瘀滞于经脉，均可导致面部肌肉失于气血濡养而枯槁萎缩。总之，本病的发生，主要是正气不足，络脉空虚，卫外不固，外邪乘虚入中经络，导致气血痹阻，面部经脉失养，肌肉弛缓不收，以虚、风、痰、瘀为其基本病机。

13.1.3 临床表现

通常为急性起病，于数小时或 1～3 日内达高峰。病初可有麻痹侧耳后乳突区、耳内或下颌角疼痛。表现为一侧面部表情肌瘫痪，额纹消失，皱额蹙眉不能，眼裂不能闭合或闭合不全，闭眼时瘫痪侧眼球向上外方转动，露出白色巩膜，称 Bell 征。病侧鼻唇沟变浅，口角下垂，露齿时口角歪向健侧，鼓腮、吹口哨时漏气，漱口漏水。面颊肌瘫痪，食物易滞留于病侧齿颊之间，并常有口水自该侧淌下。泪水随下睑外翻而外溢。若膝状神经节前受累，可出现病侧舌前 2/3 味觉丧失，因镫骨肌分支受累出现听觉过敏。尚可有病侧乳突部疼痛，耳郭与外耳道感觉减退。外耳道或鼓膜出现疱疹，称为亨特综合征。特发性面神经麻痹多为单侧性，偶见双侧。茎乳孔附近病变，则出现上述典型的周围性面瘫体征和耳后疼痛。

13.1.4 诊断

根据起病的形式和典型的临床特点，周围性面瘫的诊断并不困难，但需与能引起周围性面神经麻痹的其他疾病相鉴别。

13.2 磁疗技术在面神经麻痹中的应用

13.2.1 技术一

磁疗部位 颊车、下关、地仓、风池、百会、翳风、攒竹、阳白、四白、合谷、丝竹空、太阳、牵正。

治疗方法 贴敷法。选择大小适宜的磁片贴敷于穴位，磁片表面磁场强度为 500～1600Gs。

治疗时间 采用间断贴敷法，晚上贴敷磁片，白天去磁。每次取 4～5 个穴位，5 日左右交换 1 次穴位。

13.2.2 技术二

磁疗部位 地仓配颊车、下关配翳风、阳白配瞳子髎、迎香配四白等四组穴位。

治疗方法 贴敷法。将直径 1mm 磁片贴敷于穴位，采取异名极并置法，按照南补北泻的磁性特点，平补平泻。磁片表面磁场强度为1800Gs。

治疗时间 采用连续贴敷法，每日2组，隔日交替敷。10日为1个疗程。

13.2.3 技术三

磁疗部位 面神经出口处（耳珠前1cm左右处）。

治疗方法 电磁法。将电磁疗机的治疗磁头置于治疗部位。

治疗时间 每次20～30分钟，每日1次。

13.2.4 技术四

磁疗部位 患侧。

治疗方法 电磁法。采用低频脉冲电热磁疗仪，磁场强度为1200Gs，对置或并置于患处。

治疗时间 每次20～30分钟，每日1次。

13.2.5 技术五

磁疗部位 颊车、下关、地仓、风池、百会、翳风、攒竹、阳白、四白、合谷、丝竹空、太阳、牵正。

治疗方法 旋磁法。应用旋转磁疗机，治疗磁头置于治疗穴位。

治疗时间 每次取3～4个穴位，每穴治疗5～8分钟，每日1次。

13.2.6 技术六

磁疗部位 颊车、下关、地仓、风池、百会、翳风、攒竹、阳白、四白、合谷、丝竹空、太阳、牵正、迎香。

治疗方法 磁电法。运用磁电治疗机每次选用2～4个穴位。如皱眉额纹不显用阳白，闭口露睛用太阳，鼻唇沟浅平用迎香，口角下垂用地仓。

治疗时间 每次通电治疗15～20分钟，每日1次。

13.2.7 技术七

磁疗部位 面神经麻痹1号点（位于患侧耳垂后乳突下方凹陷处，相当面神经出茎乳孔处）、面神经麻痹2号点（位于患侧耳后乳突弧形高点处）、面神经麻痹3号点（位于面神经麻痹2号穴上约1寸处）、面神经麻痹4号点（位于患侧外耳道后方约0.5cm与耳轮脚下0.5cm相交处）、面神经麻痹5号点（位于上耳屏尖前约1寸处）、面神经麻痹6号点（位于患侧耳郭上缘顶点处）及配穴（牵正、地仓、双合谷）。

治疗方法　恒磁有氧法。在治疗部位进行恒磁治疗，与吸氧同时进行，吸氧流量一般为 2～4L/min。

治疗时间　恒磁法每次 20 分钟，每日 1 次；吸氧 20 分钟，每日 1 次。10 天为 1 个疗程。

13.2.8　技术八

磁疗部位　患侧耳部周围区（含耳前及耳后茎乳突部）。

治疗方法　电磁法配合常规治疗。采用脉冲磁疗仪，患者取仰卧位，将内径为 100mm 的 3 组磁头方向统一由 S→N 极调整好，用 N 极面置于治疗部位，然后拿沙袋固定，治疗过程中嘱患者不要移动头部。患者病程在 2 周之内者脉冲磁场治疗频率设定为 10Hz，2 周之上者改为 1Hz，磁头环中心强度为 50～70Gs。

治疗时间　每次 30 分钟，每日 1 次，10 次为 1 个疗程，疗程间隔 2 日。

13.2.9　技术九

磁疗部位　患侧阳白配太阳、下关配地仓、翳风配天窗。耳后、耳内疼痛加天柱配肩井。

治疗方法　电磁法配合电针法。选用直径 13mm，厚度 5mm，表面磁场强度为 3000Gs 的磁片，磁片采用并置法置于治疗部位，固定后接磁电治疗机连续脉冲波。配合使用电针疗法。

治疗时间　每次 30 分钟，每日 1 次，2 周为 1 个疗程。

14 癫痫

14.1 癫痫概述

14.1.1 概念

癫痫是以大脑神经元异常放电所致的阵发性中枢神经系统功能失常为特征的慢性脑部疾病,具有突然发生、反复发作的特点。由于脑内异常放电的部位和范围不同,临床可表现为反复发生的运动、感觉、意识、行为及自主神经等不同程度的障碍。痫性发作是指纯感觉性、运动性和精神运动性发作,或指每次发作及每种发作的短暂过程,患者可有一种或数种痫性发作。正常人过度疲劳、饥饿、长期饮酒戒断、情绪激动、过敏反应等也可有单次发作,但不能诊断为癫痫。癫痫是神经系统疾病中仅次于脑血管疾病的第二大疾病。癫痫与中医学的"痫证"相类似,可归属于"癫痫""羊痫风"等范畴。

14.1.2 病因病机

(1) 西医病因病理

癫痫的病因非常复杂,迄今尚未完全明白。可能与以下因素有关:①遗传,特发性癫痫近亲中患病率明显高于一般人群。在一些有癫痫病史或有先天性中枢神经系统或心脏畸形的患者家族中容易出现癫痫。②脑部疾病,包括颅内感染,如多种脑炎、脑膜炎、脑囊虫病;脑的发育畸形、脑积水与各种遗传性疾病伴随的脑发育障碍;脑血管病,如颅内出血、脑血栓、脑栓塞等;颅内肿瘤;中毒性脑病;脑外伤,如产伤、挫伤、出血等。

影响癫痫发作的因素主要与遗传和环境有关。遗传因素仅影响癫痫的预致性,其外显率受年龄限制。各年龄组的癫痫病因和发作类型均有所不同。例如,幼儿癫痫多与围生期损伤、先天性疾病有关;成人癫痫常由于脑外伤、脑肿瘤引起;老年人癫痫多为脑血管病等;儿童期失神发作多6~7岁开始,肌阵挛癫痫多在青春期发病。此外睡眠不足、疲劳、饥饿、便秘、饮酒、情绪激动、过度换气以及各种一过性代谢紊乱和过敏反应等,都能激发癫痫发作。

癫痫的发病机制极为复杂,可能涉及脑内抑制性机制减弱、兴奋性突触机制增强、内源性神经元暴发放电、基因突变等。

（2）中医病因病机

中医认为痫证的发生多因先天因素，或惊恐劳伤过度，或患他病之后、头颅外伤等，使脏腑功能失调，风痰、瘀血蒙蔽清窍，扰乱神明所致。痫证始发于幼年者，与先天因素密切相关，所谓"病从胎气而得之"。如妊娠期间，母体多病，服药不当，损及胎儿；或母体突受惊恐，气机逆乱，精伤肾亏，必使胎儿受到影响，出生后遂易发生痫病。后天所伤由于突受大惊卒恐，造成气机逆乱，进而损伤脏腑。肝肾受损，则易致阴不敛阳而生热生风；脾胃受损，则易致精微不生，痰浊内聚，经久失调，若遇诱因，痰浊或随气逆；或随火炎，或随风动，蒙蔽脑神清窍而发作痫病。其他脑部疾病；或高热、中毒、头颅损伤等，导致气血瘀阻，脉络不和；或直接损伤脑神，亦可发生痫证。综上所述，本病病位在脑，与心、肝、脾、肾有关。基本病机为阴阳失调，脏腑功能紊乱，痰浊阻滞，气机逆乱，肝风内动，神机失用而发病。

14.1.3 临床表现

（1）部分性发作

临床症状多与皮质功能有关，发作时意识保留，一般持续时间较短，不超过1分钟。部分性运动性发作表现为一侧口角、眼睑、手指或足趾、足部肌肉的发作性抽搐。局限运动性发作连续数小时或数天，称为部分性癫痫持续状态。体觉性发作或特殊性感觉发作多见针刺感、麻木感、触电感等；有的表现为发作性眩晕或简单视幻觉、听幻觉或嗅幻觉。自主神经发作表现为烦渴、欲排尿、出汗、面部及全身皮肤发红、呕吐、腹痛等，很少单独出现。精神性发作表现为各种类型遗忘症，情感异常，错觉。精神症状可单独发作，但常为复杂部分性发作或全面性强直-阵挛发作的先兆。

复杂部分性发作以意识障碍与精神症状为突出表现。患者在发作时突然与外界失去接触，进行一些无意识的动作，称发作期自动症。例如，砸嘴、咀嚼、吞咽、舔舌、流涎、抚摸衣扣或身体某个部位；或机械地继续其发作前正在进行的活动，如行走、骑车或进餐等。有的突然外出、无理吵闹、唱歌、脱衣裸体、爬墙、跳楼等。每次发作持续达数分钟或更长时间后，神志逐渐清醒。清醒后对发作经过无记忆。部分性发作都可转为全身性发作，患者意识丧失，全身强直-阵挛，症状与原发性全身性发作相同。患者常有发作后记忆丧失而忘却先出现的部分性发作症状。

（2）全面性发作

临床表现形式多样。全面性强直-阵挛发作以往称大发作，为最常见的发作类型之一，以意识丧失和全身对称性抽搐为特征。一般分为三个阶段，即强直期、阵挛期和痉挛后期。主要表现为患者突然意识丧失，全身肌肉强直性收缩，眼球上翻，持续 10~20 秒后，在肢端出现细微的震颤，以肢体抽动为主。同时可出现心率加快，血压增高，汗液、唾液和支气管分泌物增多，瞳孔散大、对光反射消失等自主神经征象；呼吸暂时中断，深反射、浅反射消失，病理反射征阳性。典型失神发作又称小发作，仅见于儿童期，主要临床特征是突发短暂的意识丧失，一般持续 3~15 秒，往往表现为正在进行的动作中断，发作后患儿对发作过程无记忆。

（3）癫痫持续状态

癫痫持续状态指 1 次癫痫发作持续 30 分钟以上，或连续多次发作、发作期间意识或神经功能未恢复至正常水平，是神经科的常见急症之一。

14.1.4　诊断

癫痫的临床诊断主要根据患者的发作病史，特别是可靠目击者所提供的详细的发作过程和表现，辅以脑电图痫性放电即可诊断。

脑电图是诊断癫痫最常用的一种辅助检查方法，40%~50% 癫痫患者在发作间歇期的首次脑电图检查可见棘波、尖波或棘-慢波、尖-慢波等痫性放电波形。

癫痫发作患者出现局限性痫样放电提示局限性癫痫，普遍性痫样放电提示全身性癫痫。但是少数患者可多次检查脑电图始终正常。

神经影像学检查可确定脑结构性异常或损害，脑磁图等可帮助确定癫痫灶的定位。

14.2　磁疗技术在癫痫中的应用

14.2.1　技术一

磁疗部位　风府、风池、人中、大椎、玉枕、腰奇、腰俞、领厌、腹通谷。

治疗方法　贴敷法。用直径 1cm 左右的磁片贴敷于穴位，磁片表面磁场强度为 500~1500Gs。

治疗时间　采用连续贴敷法。每次取 4~5 个穴位，7 日左右交换 1 次穴位。

14.2.2　技术二

磁疗部位　玉枕。

治疗方法　磁疗发带法。可用磁片自制成发带，使磁片对准玉枕穴。

治疗时间　每日佩带 4~6 小时或以上。

14.2.3　技术三

磁疗部位　颞区。

治疗方法　电磁法。用交变磁场治疗机的双极磁头对置于治疗部位。

治疗时间　每次 10～20 分钟，每日 1 次。

14.2.4　技术四

磁疗部位　玉枕。

治疗方法　埋藏法。对磁疗部位局部按无菌手术操作常规进行消毒，麻醉后做约 1.5cm 切口。将灭菌处理后的磁片埋藏。磁片大小 0.8mm×1.1mm，表面场强度为 1000Gs。

14.2.5　技术五

磁疗部位　神庭、囟会、前顶、百会、风池（双侧）、通天（双侧）、运动区下 1/3 段（双侧）。若 CT 等检查发现有癫痫病灶者，另加 1 块于病灶位置。

治疗方法　磁帽法。选塑料薄板做成帽形架子，将直径 2mm、厚 3mm、表面磁场强度为 400Gs 左右的氧化铁磁片，根据头部穴位和解剖位置固定在帽架上。

治疗时间　每日戴磁帽 4 小时左右，白天发作者白天戴，夜间发作者睡前戴，4 个月为 1 个疗程。

14.2.6　技术六

磁疗部位　主穴：风池（单侧）、太阳（单侧）；配穴：白天发病针神道，夜间发病针鸠尾，无规律针内关。

治疗方法　磁锟针法。以平补平泻手法。针后充磁头部穴位 50～500Gs，躯干 1000～2000Gs。

治疗时间　每次针 3 个穴位，留针 20～30 分钟，每日 1 次，10 次为 1 个疗程。

14.2.7　技术七

磁疗部位　常用耳穴有心、肾、神门、皮质下。

治疗方法　耳磁法。用 1～3mm 的磁珠贴敷于耳穴，磁珠磁场强度为 200～400Gs。

治疗时间　采用连续贴敷法。每日用手指轻轻揉压 2 次，每次 1～2 分钟。

15 偏头痛

15.1 偏头痛概述

15.1.1 概念

偏头痛是一种反复发作的血管性头痛，呈一侧或两侧疼痛，一般持续 4～72 小时，常伴恶心和呕吐，少数典型者发作前有视觉、感觉和运动等先兆，光、声刺激或日常活动均可加重头痛，安静环境、休息可缓解头痛。可有家族史。本病多起病于儿童和青春期，中青年期达发病高峰，女性多见。

15.1.2 病因病机

(1) 西医病因病理

遗传、饮食、内分泌及精神因素等与偏头痛的发病有一定关系。大多 50%～80% 的患者有阳性家族史。含酪胺的奶酪、含亚硝酸盐防腐剂的肉类和腌制食品、含苯乙胺的巧克力、食品添加剂如谷氨酸钠（味精）、红酒、葡萄酒等，以及抑郁、紧张、焦虑和过劳可为偏头痛的诱因。此外，本病在女性较多见，常始于青春期，发作多在月经前期或月经期，更年期后逐渐减轻或消失。偏头痛的发病机制尚不十分清楚，目前主要血管学说、神经学说、三叉神经血管学说等。

(2) 中医病因病机

偏头痛的病因病机，历代医家论述颇多。病因主要是感受风邪、情志内伤、饮食不节、忧思劳累、久病致瘀。风、寒、湿、痰、瘀，以及肝、肾、脾、胃等脏腑功能失调受损，复感外邪而诱使发病，导致清阳不升，浊阴不降，甚至气机逆乱，湿邪流注，痰浊内蕴，瘀血阻络，寒凝气滞，脑脉失养，气机不畅而发为本病。

15.1.3 临床表现

有先兆的偏头痛比例较小，约占 10%，特点是头痛前有先兆症状。视觉先兆最为常见，多为暗点、闪光、黑矇、视物变形，部分有短暂的单眼盲或双眼的一侧视野偏盲。其他可有嗜睡、烦躁和偏侧肢体感觉或运动障碍。先兆症状持续

10~20分钟，在头痛即将出现之前达高峰，消失后随即出现搏动性疼痛（多为一侧性，也可为双侧或交替性）。头痛的部位可以是眶上、眶后或额颞部，偶尔出现在顶部或枕部。性质多为钝病，可有搏动感，程度逐渐增强，一般在1~2小时达到高峰，持续4~6小时或十几个小时，重者可历时数天。头痛时常伴有面色苍白、恶心、畏光、出汗，重者伴有呕吐。间歇期多无症状。

无先兆偏头痛是最常见的偏头痛类型，约占80%。患者常有家族史，头痛的性质与典型偏头痛相似，但多无明确的先兆，持续时间较典型偏头痛为长，可以持续数天，程度较典型偏头痛轻。女性月经来潮、强烈的情绪刺激、饮酒、空腹饥饿时也可诱发疼痛。头痛多呈缓慢加重，反复发作的一侧或双侧额颞部疼痛，呈搏动性，疼痛持续时伴颈肌收缩可使症状复杂化。常伴有恶心、呕吐、畏光、畏声、出汗、全身不适、头皮触痛等症状。

此外，比较少见的还有眼肌麻痹型偏头痛、偏瘫型偏头痛等。

15.1.4　诊断

（1）无先兆偏头痛诊断标准

1）符合2）~4）特征的至少5次发作。

2）头痛发作（未经治疗或治疗无效）持续4~72小时。

3）至少有下列中的2项头痛特征：①单侧性；②搏动性；③中度或重度头痛；④日常活动（如步行或上楼梯）会加重头痛，或头痛时会主动避免此类活动。

4）头痛过程中至少伴有下列1项：①恶心和（或）呕吐；②畏光和畏声。

5）不能归因于其他疾病。

（2）伴典型先兆的偏头痛性头痛诊断标准

1）符合2）~4）特征的至少2次发作。

2）先兆至少有下列中的1种表现，但没有运动无力症状：①完全可逆的视觉症状，包括阳性表现（如闪光、亮点或亮线）和（或）阴性表现（如视野缺损）；②完全可逆的感觉异常，包括阳性表现（如针刺感）和（或）阴性表现（如麻木）；③完全可逆的言语功能障碍。

3）至少满足以下2项：①同向视觉症状和（或）单侧感觉症状；②至少1个先兆症状逐渐发展的过程≥5分钟和（或）不同的先兆症状接连发生，过程≥5分钟；③每个先兆症状持续5~60分钟。

4）在先兆症状同时或在先兆发生后60分钟内出现头痛，头痛符合无先兆偏头痛诊断标准中的2）~4）项。

5）不能归因于其他疾病。

15.2 磁疗技术在偏头痛中的应用

15.2.1 技术一

磁疗部位 风池、头维、印堂、太阳。

治疗方法 贴敷法。用直径1cm左右的磁片贴敷于穴位，磁片表面磁场强度为500~1200Gs。

治疗时间 采用间断贴敷法，晚上贴敷磁片，白天去磁。

15.2.2 技术二

磁疗部位 涌泉。

治疗方法 贴敷法。将直径1mm磁片贴敷于穴位，磁片表面磁场强度为1500Gs。

治疗时间 采用连续贴敷法。

15.2.3 技术三

磁疗部位 风池、头维、印堂、太阳。

治疗方法 旋磁法。应用旋转磁疗机，治疗磁头置于治疗穴位。

治疗时间 每穴治疗5~10分钟，每日1次。

15.2.4 技术四

磁疗部位 风池、头维、印堂、太阳。

治疗方法 磁电法。磁片的一极与脉冲电疗机相连接，另一极接触穴位的皮肤，用胶布固定。

治疗时间 每次通电治疗20~30分钟，每日1次。

15.2.5 技术五

磁疗部位 主穴取神门、皮质下、内分泌、心、肾、耳尖。前额痛加胃、额；偏头痛加胆、颞；后头痛加膀胱、枕；头顶痛加肝、顶；血瘀加耳中；热症加耳尖放血；神经衰弱加垂前。

治疗方法 耳磁法。耳郭皮肤用75%乙醇溶液棉球消毒后，找准上述穴位，将磁珠对准固定，用手按压并稍加用力按摩片刻，按摩时手法要适中，使患者感到胀、微痛、热或微出汗为好。

治疗时间 每日按摩耳穴 6 次，每次每穴 18 次。

15.2.6 技术六

磁疗部位 颞、枕、皮质下、神门、三焦、交感。

治疗方法 耳磁法。耳穴消毒后，贴上磁珠，嘱患者每日按压 3 ~ 4 次，每次每个穴位压 50 下，每次压穴使耳郭发红、发热、有跳动感为度。采用单耳贴压，左右耳交替施术。

治疗时间 每隔 3 日换贴 1 次，5 次为 1 个疗程。

16 紧张性头痛

16.1 紧张性头痛概述

16.1.1 概念

紧张性头痛是慢性头痛中最常见的一种，约占头痛患者的40%，临床表现为轻度、中度的压迫性或紧束性非搏动性头痛，不伴有恶心、呕吐，可伴有或不伴有头部肌群的痉挛性收缩及压痛或肌电图改变，包括发作性紧张型头痛和慢性紧张型头痛两种类型。本病可归属于中医"头痛"范畴。

16.1.2 病因病机

（1）西医病因病理

病因尚不十分清楚，可能与多种因素有关，如肌肉、肌筋膜的血液循环障碍、细胞内外钾离子转运障碍、乳酸和缓激肽等致病物质的局部集聚，以及焦虑、情绪障碍、应激等因素导致头部及颈肩部肌肉持久收缩、痉挛和缺血。

（2）中医病因病机

本病病因多因情志损伤、饮食不节、久病耗损、感受外邪引起，其发生有风、湿、火、痰、瘀、虚等因素，脉络阻闭，神机受累，清窍不利为其基本病机。

16.1.3 临床表现

头痛位于顶部、颞部、额部及枕部，有时上述几个部位均有疼痛，疼痛性质为钝痛，无搏动性，头痛程度轻度或中度，不因体力活动而加重，常诉头顶重压发紧或头部有带样箍紧感，另在枕颈部发紧僵硬，转颈时尤为明显，无畏光或畏声。一般患者在早晨起床后不久即感到头部不适，以后疼痛呈持续性。患者常声称其头痛多年来从未缓解过。查体神经系统检查无阳性体征。颅周肌肉如颈枕部肌肉、头顶部及肩上部肌肉常有压痛，有时轻轻按揉，患者感到轻松舒适。脑部CT或MRI应无异常。诱发紧张型头痛的因素包括口颌部功能异常、心理社会的应激、焦虑不安、抑郁、妄想、急性应激等。

16.1.4 诊断

根据病史及临床表现，并排除脑部、颈部疾病等，通常可确诊。诊断标准如下。

（1）发作性紧张型头痛

此型头痛发作至少 10 次以上，头痛时间每年少于 180 日，每月少于 15 日。伴有颅周肌肉疾病的发作性紧张型头痛，有颅周骨和肌肉触痛和肌电图活动增加。无颅周肌肉疾病的发作性紧张型头痛，无颅周骨和肌肉触痛和肌电图改变。

（2）慢性紧张型头痛

此型头痛时间每年超过 180 日，每月超过 15 日。

16.2 磁疗技术在紧张性头痛中的应用

16.2.1 技术一

磁疗部位 风池、太阳、百会、合谷、太冲、率谷、中渚、列缺、外关、风府、行间、上巨虚、太溪、后溪、攒竹、关元。

治疗方法 贴敷法。选择大小适宜的磁片贴敷于穴位，磁片表面磁场强度为 500～1500Gs。

治疗时间 采用连续贴敷法。每次选用 4～5 个穴位，5～7 日交换 1 次。

16.2.2 技术二

磁疗部位 风池、太阳、百会、合谷、太冲、率谷、中渚、列缺、外关、风府、行间、上巨虚、太溪、后溪、攒竹、关元。

治疗方法 磁针法。将针尖置于穴位上，针体与穴位表面呈垂直，右手拇指、示指、中指三指握住针体向下按压，其强度以患者感觉酸、麻、胀或有冷热感为度，以患者能耐受为度。

治疗时间 每次取穴 1～3 个，每个穴位施治 2～10 分钟，每日 1 次。

16.2.3 技术三

磁疗部位 风池、头维、百会。
治疗方法 旋磁法。应用旋转磁疗机，治疗磁头置于治疗穴位。
治疗时间 每穴治疗 5～10 分钟，每日 1 次。

16.2.4 技术四

磁疗部位 风池、太阳、百会、合谷、太冲、率谷、中渚、列缺、外关、风府、行间、上巨虚、太溪、后溪、攒竹、关元。

治疗方法 磁电法。磁片的一极与脉冲电疗机相连接，另一极接触穴位的皮肤，用胶布固定。

治疗时间 每次通电治疗 20 ~ 30 分钟，每日 1 次。

16.2.5 技术五

磁疗部位 主穴取皮质下、枕、额。

治疗方法 耳磁法。磁珠磁场强度为 300 ~ 500Gs。

治疗时间 采用连续贴敷法。每日用手指轻轻揉压 2 次，每次 1 ~ 2 分钟。

17 类风湿关节炎

17.1 类风湿关节炎概述

17.1.1 概念

类风湿关节炎是一种累及周围关节、对称性、多系统性慢性炎症性自身免疫病。临床表现为受累关节疼痛、肿胀、功能下降，甚至畸形，病变呈持续、反复发作的过程。除关节外，肺、心、神经系统等其他器官或组织亦可受累。主要病理变化为慢性滑膜炎，侵蚀软骨及骨组织，造成关节破坏。本病与中医学的"痹证"相似，属于"痛痹""痛风""历节""历节病""白虎历节病"等范畴。

17.1.2 病因病机

（1）西医病因病理

本病的病因研究迄今尚无定论，一般认为与遗传、感染等因素密切相关。本病发生有家族聚集倾向，类风湿关节炎患者1级亲属中患病的风险较普通人群高1.5倍。一些病毒、支原体、细菌等都可能通过某些途径影响病情进展，但未能找到感染的直接证据。吸烟、寒冷、外伤及精神刺激等因素可能与类风湿关节炎的发生有关。免疫紊乱被认为是类风湿关节炎主要的发病机制。主要病理改变为滑膜炎，急性期表现为滑膜增生和炎性细胞浸润，慢性期滑膜肥厚，形成许多绒毛样突起，是造成关节破坏、关节畸形功能障碍的病理基础。血管炎是类风湿关节炎关节外表现的病理基础。它累及中、小动脉（或）静脉，导致血管腔的狭窄或堵塞。类风湿结节是血管炎的一种表现，常见于关节伸侧受压部位的皮下组织，但也可见于肺。

（2）中医病因病机

中医学认为先天禀赋不足及劳倦过度，骨失所养，风寒湿邪乘虚而入，痹阻经络，流于关节，发为本病，或风寒湿邪郁而化热、阴虚血热、湿热内蕴、痰瘀阻滞，终致湿热痰瘀痹阻经络，流注骨节，出现骨节强直，身体屈曲，甚至畸形等表现。病位在关节、经络，与肝肾有关。急性期以标实为主，多为寒湿、湿热、痰浊、瘀血内阻；缓解期以肝肾不足为主，或虚实夹杂。

17.1.3　临床表现

本病多以缓慢而隐匿方式起病，可见从主要的关节症状到关节外多系统受累的表现，在出现明显关节症状前有数周的低热、乏力、全身不适、体重下降等症状，以后逐渐出现典型关节症状，少数起病较急，在数天内出现多个关节症状。

约95%以上患者出现较长时间的晨僵，多在夜间或日间静止不动后出现（至少1小时），晨僵持续时间和关节炎症的程度成正比，是病情活动的标志。关节疼痛与压痛是最早的关节症状，呈对称性、持续性，时轻时重。最常出现在腕关节、掌指关节、近端指间关节，其次是足趾、膝、踝、肘、肩等关节。关节肿胀多出现在腕关节、掌指关节、近端指间关节、膝关节等关节，亦多呈对称性，是病情活动的标志。较晚期患者可出现关节畸形，最为常见的晚期关节畸形是腕和肘关节强直、掌指关节的半脱位、手指向尺侧偏斜和呈"天鹅颈"样及"纽扣花样"表现。重症患者关节呈纤维性或骨性强直失去关节功能，致使生活不能自理。关节肿痛和结构破坏引起关节功能障碍。类风湿结节是本病较常见的关节外表现，有20%~30%的患者于关节隆突部位及受压部位出现；类风湿血管炎可出现在患者的任何系统；肺脏受累很常见，有时可为首发症状，多为肺间质病变、结节样改变、胸膜炎；心脏受累以心包炎最常见；神经系统可出现脊髓受压；周围神经因滑膜炎而受压出现腕管综合征；30%~40%本病患者出现干燥综合征；血液系统受累出现贫血，其程度通常和病情活动度相关，尤其是和关节的炎症程度相关。类风湿关节炎患者的贫血一般是正细胞正色素性贫血。查体可见受累的关节肿胀，关节肿胀的部位局部触之有灼热感。关节肿胀是类风湿关节炎活动期的主要临床体征。关节畸形、关节功能障碍多见于较晚期患者。

17.1.4　诊断

1987年修订的美国风湿病学会（ARA）类风湿关节炎的诊断标准：①晨僵至少1小时（每日），病程至少6周；②3个或3个以上的关节肿胀持续至少6周；③腕、掌指、近指关节肿胀至少6周；④对称性关节肿至少6周；⑤有皮下结节；⑥手X线片改变（至少有骨质疏松和关节间隙的狭窄）；⑦类风湿因子阳性（滴度>1∶20）。有上述7项中4项者即可诊断为类风湿关节炎。

17.2　磁疗技术在类风湿关节炎中的应用

17.2.1　技术一

磁疗部位　根据发病的关节部位不同选择：①颞颌关节炎，可选听宫、翳风、下关、合谷等；②脊柱关节炎，可选夹脊、殷门、委中等；③肩关节炎，可选肩前、天宗、三角肌、肩贞、肩井、肩中俞等；④肘关节炎，可选曲池、合谷、尺泽、天井、手三里、阳溪、曲池等；⑤腕关节炎，可选外关、内关、阳池、合谷等；⑥指掌、指关节炎，可选阳溪、大陵、上八邪、四缝、外关、合谷等；⑦膝关节炎，可选丘墟、解溪、昆仑、阳陵泉、膝眼、犊鼻等；⑧髋关节炎，可选环跳、居髎、阳陵泉、秩边、殷门等；⑨踝关节炎，可选中封、丘墟、昆仑、太溪、解溪、承山等；⑩趾关节炎：可选公孙、上八风、束骨、太冲等。

治疗方法　贴敷法。选用大小合适的磁片贴敷于穴位或阿是穴，磁片表面磁场强度为 1000～2500Gs。可以自制各种关节磁疗带佩戴。

治疗时间　采用连续贴敷法。每次选用 3～4 个穴位，5～7 日交换 1 次。

17.2.2　技术二

治疗方法　磁椅法。患者取坐位，坐于磁椅。

治疗时间　每次 15～20 分钟，每日 1 次，15～20 日为 1 个疗程。

17.2.3　技术三

治疗方法　磁床法。患者躺卧于磁床。

治疗时间　每次 15～25 分钟，每日 1 次，15～20 日为 1 个疗程。

17.2.4　技术四

磁疗部位　内外膝眼、足三里、阳陵泉、阴市、风市、梁丘、阿是穴。

治疗方法　贴敷法。取直径 5～8mm，厚 3～4mm 的医疗磁片（磁场强度为 200～2000Gs），根据患者年龄及体质选用大小适宜的磁片，采用并置法，以伤湿止痛膏贴于穴位上。本法用于膝关节炎。

治疗时间　采用连续贴敷法。隔日取下，另换一组穴。6 日为 1 个疗程。

17.2.5　技术五

磁疗部位　患肢关节局部。

治疗方法　衰减磁场疗法。将患肢关节疼痛肿胀局部置于衰减磁场治疗机的线圈中通电治疗。

治疗时间　每次通电治疗 20～30 分钟，每日 1 次。

17.2.6　技术六

磁疗部位　患肢关节局部。

治疗方法　电磁法。应用低频交变磁场或脉动磁场、脉冲磁场。将治疗磁头置于治疗部位。

治疗时间　每次 20～30 分钟，每日 1 次。

17.2.7　技术七

磁疗部位　根据发病的关节部位不同选择相应穴位，见技术一。
治疗方法　旋磁法。应用旋转磁疗机，治疗磁头置于治疗穴位。
治疗时间　每次取 3～4 个穴位，每穴治疗 5～10 分钟，每日 1 次。

17.2.8　技术八

磁疗部位　患肢关节局部。
治疗方法　旋磁法。应用旋转磁疗机，治疗磁头置于治疗部位。
治疗时间　每个关节治疗 20 分钟，每日 1 次。

17.2.9　技术九

磁疗部位　根据发病的关节部位不同选择相应穴位，见技术一。
治疗方法　磁电法。将脉冲电流的输出导线端与磁片的一极相连接，磁片的另一极接触皮肤，用胶布固定在穴位上。磁片表面磁场强度为 1000～2500Gs。
治疗时间　每次取 3～4 个穴位，每穴治疗 5～10 分钟，每日 1 次。

17.2.10　技术十

磁疗部位　患肢疼痛明显部位。
治疗方法　磁电按摩法。
治疗时间　每次 20～40 分钟，每日 1 次。

17.2.11　技术十一

磁疗部位　根据发病的关节部位不同选择相应穴位，见技术一。
治疗方法　磁药物透入法。将治疗药物涂于治疗部位，上面放置磁片或磁极板，也可置于磁疗机的线圈内或磁头下进行药物透入。
治疗时间　每次 20～30 分钟，每日 1 次。

17.2.12　技术十二

磁疗部位　根据发病的关节部位不同选择：①肩关节炎，可选肩髎、肩髃、臑俞、臂臑、曲恒及痛点；②肘关节炎，曲池、天井、手三里及痛点；③腕关节炎，可选外关、阳池、阳溪；④腰痛，可选阳关、夹脊、命门、肾俞及痛点；⑤髋关节炎，可选秩边、环跳、四髎及痛点；⑥膝关节炎，可选犊鼻、阴市、阳陵泉、双膝眼、膝阳关、足三里及痛点；⑦踝关节炎，可取局部痛点。

治疗方法 磁圆针法。磁针按以上选穴进行叩击、按压，使穴位处有酸痛胀感，同时采用补泻手法循经叩击经络（肘膝以下经络）。补法：顺经络走行，慢频率、沿经轻叩击。泻法：逆经络走行快频率重叩击。平补平泻：沿经络来回叩击（频率与叩击量介于补法、泻法之间）。

治疗时间 每穴按压3~5分钟，循经叩击5~10遍。

18 骨性关节炎

18.1 骨性关节炎概述

18.1.1 概念

骨性关节炎是一种退行性病变，其病理特点为关节软骨损伤、关节边缘和软骨下骨反应性增生，又称退行性关节病、骨关节病或肥大性关节炎，是一种常见的风湿性疾病。临床表现为缓慢发展的关节疼痛、僵硬、关节肿胀、活动受限和关节畸形等。本病与中医学的"痹证"相似，可归属于"痹证""痰证""瘀证""骨痹"等范畴。

18.1.2 病因病机

（1）西医病因病理

可能与患者自身易感性以及导致特殊关节、部位生物力学异常的环境因素，即机械因素有关。年龄是最主要的危险因素。随着年龄的增长，该病发病率增高。肥胖也是加重病情的因素，体重的增加和膝骨性关节炎成正比，大多数肥胖患者呈现膝内翻畸形，这样负荷就集中到中间部分的软骨上，导致肥胖者膝部骨性关节炎发病率高。本病与常染色体单基因异常有关，该基因女性占优势，故女性发病率比男性高 10 倍。此外创伤、剧烈的竞技运动、关节形态异常及长期从事反复使用某些关节的职业等成为导致本病的机械因素。本病发病机制不清，目前认为是多种因素联合作用的结果，这些因素包括软骨基质合成和分解代谢失调、软骨下骨板损害使软骨失去缓冲作用、关节内局灶性炎症等。

（2）中医病因病机

中医学认为，"肾主骨生髓"，由于年老肾虚、劳损过度，筋骨失于濡养；或外感风寒湿热，痹阻经络关节；骨节外伤，筋骨受损，气滞血瘀均可导致本病。基本病因病机为虚（精血亏虚、肝肾阴虚）、瘀（血瘀）、湿（内湿）、热（湿热）四端，损及经络关节，导致筋骨失于濡养，经脉受阻，发为本病。病位在筋骨，与肝、肾密切相关。病性多为本虚标实证，发作期以标实为主，缓解期以本虚为主。

18.1.3　临床表现

起病隐匿，进展缓慢。关节疼痛特点为隐匿发作、持续钝痛，多于关节活动以后发生，负重时疼痛加重，休息后可以缓解。可见晨僵，但时间较短暂，一般不超过 30 分钟，仅局限于受累关节。可有黏着感，即大关节静止一段时间后，关节活动时感到僵硬，如黏着一般。多见于负重关节，活动后症状可逐渐改善。随着病情进展，可出现关节畸形、功能障碍。查体受累关节可有压痛，伴滑膜炎渗出时，则压痛更甚。关节被动运动时可发生疼痛。出现关节活动弹响（骨摩擦音），以膝关节多见。由于渗出性滑膜炎或骨性肥大引起，严重者可见关节畸形、半脱位等。

18.1.4　诊断

诊断依据为：①关节痛在休息后减轻；②关节摩擦声；③骨性肥大（尤其是远端指关节）；④非炎症性渗出；⑤X 线检查：手指或足趾骨性肥大，骨密度增高。

18.2　磁疗技术在骨性关节炎中的应用

参照类风湿关节炎进行治疗。

19 落枕

19.1 落枕概述

19.1.1 概念

落枕，又称失枕本病多因睡眠姿势不良，睡起后颈部疼痛，活动受限，似身虽起而颈尚留落于枕，故名落枕。好发于青壮年，冬春两季多发。往往起病较快，病程较短，两三天内即能缓解，1周内多能痊愈。反复发作者多为颈椎病所引起。

19.1.2 病因病机

(1) 西医病因病理

落枕多由于体质虚弱，乘车时遭受挥鞭性扭伤，睡眠时卧位不良，头部蜷曲于枕头一旁或寒冷刺激等，致使一侧颈部肌肉（如斜方肌、胸锁乳突肌、提肩胛肌等）长时间过牵、痉挛。反复发作者，可有颈椎小关节紊乱，也可发展成为颈椎骨质增生、颈椎病等。

(2) 中医病因病机

由于患者睡眠时枕头过高、过低、过硬或睡眠时姿势不良，造成颈部肌肉损伤，使局部气血运行不畅、经脉瘀滞、筋络痹阻而致。颈背部遭受风寒侵袭也是常见因素，由于风寒之邪客于颈部，而致气血运行不畅，手三阳、足少阳经络痹阻，僵凝疼痛，功能障碍。《素问·举痛论》："寒气入经而稽迟，泣而不行，客于脉外则血少，客于脉中则气不通，故卒然而痛"。病发日久，风寒之邪留连筋骨关节，筋脉拘挛不利。

19.1.3 临床表现

晨起突感颈部疼痛不适，出现疼痛，头常歪向患侧，活动欠利，不能自由旋转后顾，如向后看时，须整个躯干向后转动。颈项部肌肉痉挛压痛，触及条索状硬结，斜方肌及大小菱形肌部位亦常有压痛。风寒外束者，可有恶寒、恶风、发热、头痛等表证。

19.1.4 诊断

诊断依据为：①病史，晨起或睡醒后出现症状。②临床表现，颈部疼痛、活动受限，以头颈部旋转受限明显。③体征，颈部肌肉痉挛、压痛，主动及被动活动均受限。④辅助检查，X线偶见颈椎侧弯，生理前凸减小等。

19.2　磁疗技术在落枕中的应用

19.2.1　技术一

磁疗部位　风池、大椎、风门、外关、阿是穴、后溪、悬钟。

治疗方法　贴敷法。选择大小适宜磁片贴敷于穴位。磁片表面磁场强度为 800～1800Gs。

治疗时间　采用连续贴敷法，每次取 3～5 个穴位。

19.2.2　技术二

磁疗部位　患部疼痛明显处。

治疗方法　电磁法。应用电磁治疗机，磁头置于病变部位。

治疗时间　每次 10～20 分钟，每日 1 次。

19.2.3　技术三

磁疗部位　患部疼痛明显处。

治疗方法　旋磁法。应用旋转磁疗机，治疗磁头置于治疗部位。

治疗时间　每次治疗时间 10～15 分钟，每日 1～2 次。

19.2.4　技术四

磁疗部位　患部疼痛明显处。

治疗方法　磁电按摩法。将磁电按摩机的橡皮头置于治疗部位。

治疗时间　每次治疗时间 10～20 分钟，每日 1 次。

19.2.5　技术五

磁疗部位　内关。

治疗方法　磁圆针法。患者取端坐位，医者站立于患侧，左手托患侧腕部，右手持"特拉斯"型磁圆针具，以磁圆端按压内关穴，手法由轻至重，以患者能耐受为度。同时嘱患者活动颈部，做前倾后仰、左右转动等动作。

治疗时间　每日 1 次，3 日为 1 个疗程。

20　颈椎病

20.1　颈椎病概述

20.1.1　概念

颈椎病是指颈椎骨质增生、颈项韧带钙化、颈椎间盘萎缩退化等改变，刺激或压迫颈部神经、脊髓、血管而产生的一系列症状和体征的综合征。颈椎病是一种常见病，中医学中虽然没有颈椎病的提法，但其相关症状散见于痹证、痿证、项强、眩晕等方面的论述。

20.1.2　病因病机

（1）西医病因病理

颈椎间盘退行性改变是颈椎病发生和发展中的最基本的原因。颈椎间盘不仅退行性变出现最早，而且是诱发和促进颈部其他部分退行性变的重要因素。椎间盘变性后椎间关节不稳和异常活动而波及小关节，早期为软骨退行性变，渐而形成骨关节炎，使关节间隙变窄，关节突肥大和骨刺形成，使椎间孔变窄，刺激或压迫神经根。头颈部外伤与颈椎病的发病和发展有直接关系，可使原已退行性变的颈椎及椎间盘损害加重。睡眠体位的不良、工作姿势不当等慢性劳损则可加速颈椎退行性变的进程。颈椎先天性椎管狭窄也是导致本病的原因之一。

（2）中医病因病机

颈椎病主要由于中年以后，体质渐弱，正气虚损，肝肾亏虚；营卫不固，腠理疏松，风寒湿邪乘虚而入，跌、仆、闪、挫与慢性劳损等伤及筋骨、气血、经络，导致筋脉受损，气血瘀滞，经络不通或气血不足，筋骨失其濡养发为本病。

20.1.3　临床表现

（1）神经根型颈椎病

本病多无明显外伤史。大多患者逐渐感到颈部单侧局限性痛，颈根部呈电击样向肩、上臂、前臂乃至手指放射，且有麻木感，或以疼痛为主，或以麻木为主。疼痛呈酸痛、灼痛或电击样痛，颈部后伸、咳嗽，甚至增加腹压时疼痛可加重。上肢沉重，酸软无力，持物易坠落。部分患者可有头晕、耳鸣、耳痛、握力减弱及肌肉萎缩，此类患者的颈部常无疼痛感觉。

（2）脊体型颈椎病

本病出现缓慢进行性双下肢麻木、发冷、疼痛，走路欠灵、无力，打软腿、易绊倒，不能跨越障碍物。休息时症状缓解，紧张、劳累时加重，时缓时剧逐步加重。晚期下肢或四肢瘫痪，二便失禁或尿潴留。

（3）椎动脉型颈椎病

本病主要症状为单侧颈枕部或枕顶部发作性头痛、视力减弱、耳鸣、听力下降、眩晕，可见猝倒发作。常因头部活动到某一位置时诱发或加重，头颈旋转时引起眩晕发作是本病的最大特点。

（4）交感神经型颈椎病

本病主要症状为头痛或偏头痛，有时伴有恶心、呕吐，颈肩部酸困疼痛，上肢发凉发绀，眼部视物模糊，眼窝胀痛，眼睑无力，瞳孔扩大或缩小，常有耳鸣、听力减退或消失。头颈部转动时症状可明显加重，压迫不稳定椎体的棘突可诱发或加重交感神经症状。

20.1.4　诊断

颈椎病的诊断主要根据病史、体检，特别是神经系统检查，以及 X 线片（正侧位、左右斜位、前屈后伸位）改变进行诊断。必要时可辅以脊髓造影、椎动脉造影、MRI 等影像学检查。仅有 X 线改变而无临床表现者，不能诊断为颈椎病，只可视为颈椎退行性改变。

20.2　磁疗技术在颈椎病中的应用

20.2.1　技术一

磁疗部位　患病部位、大椎。

治疗方法　贴敷法。用直径 1cm 左右的磁片贴敷于穴位。

治疗时间　采用连续贴敷法。

20.2.2　技术二

磁疗部位　第 5、6、7 颈椎横突。

治疗方法　颈部磁疗带法。取 6 个磁片，分两行各间距 1.5cm 共同贴粘在一长方形 4cm×6cm 的矽钢片上，用布带将磁性矽钢片固定在颈后的第 5、6、7 颈椎棘突上，两行磁片恰好对准第 5、6、7 颈椎的横突部位。

治疗时间 24 小时连续佩戴颈部。

20.2.3 技术三

磁疗部位 颈根部。

治疗方法 磁疗项链疗法。每天佩戴磁疗项链于颈根部。

治疗时间 每日佩戴 12 小时以上，3 ~ 4 日后休息 1 日。

20.2.4 技术四

磁疗部位 颈后部及上肢。

治疗方法 电磁法。应用低频交变电磁场或脉动磁场，治疗磁头置于治疗部位。

治疗时间 每次 20 ~ 30 分钟，每日 1 次。

20.2.5 技术五

磁疗部位 颈部、双侧阴谷穴。

治疗方法 电磁法。选用低频电磁综合治疗机，治疗磁头置于治疗部位。

治疗时间 每次 25 分钟，每日 1 次。

20.2.6 技术六

磁疗部位 颈部、背部。

治疗方法 电磁法。选用脉冲磁疗仪，脉冲磁场频率为 50Hz，磁头环中心场强为 50 ~ 70Gs，最大输出功率 120W。颈背部并置。

治疗时间 每次 20 分钟，每日 1 次。10 次为 1 个疗程，休息 3 ~ 5 日后再进行第 2 个疗程。

20.2.7 技术七

磁疗部位 患病部位、大椎。

治疗方法 旋磁法。应用旋转磁疗机，治疗磁头置于治疗部位。

治疗时间 每次 10 ~ 15 分钟，每日 1 ~ 2 次。

20.2.8 技术八

磁疗部位 颈背部。

治疗方法 磁药物透入法。将治疗药物涂在颈背部，上面放置磁片或磁极板进行静磁药物透入治疗，也可以在涂完药物后使用磁疗机进行药物透入。

治疗时间　每日 1 次，3 日为 1 个疗程。

20.2.9　技术九

磁疗部位　颈背部。

治疗方法　磁处理中药离子透入法。先将泡制好的中药液置于 2000Gs 的静磁场中处理，治疗时将磁处理中药液洒在电极衬垫上，用音频电疗机进行透入治疗。

治疗时间　每日 1 次。

20.2.10　技术十

磁疗部位　颈项部、上肢。

治疗方法　热磁疗法配合牵引及推拿。在牵引及推拿基础上，采用温热磁场治疗仪，将导子安放在颈项部、臂部，温度设定在 40～60℃。

治疗时间　每次 15～20 分钟，每日 1 次。10 日为 1 个疗程。

20.2.11　技术十一

磁疗部位　颈肩部。

治疗方法　磁振热疗法配合超短波。在超短波治疗基础上，选择磁振热疗仪，颈部导子置于治疗部位，温热量。

治疗时间　每次 20 分钟，每日 1 次。

20.2.12　技术十二

磁疗部位　颈部。

治疗方法　磁疗药枕法。取一 10cm 的方木，中间刨量出 15cm 长、8cm 深的"U"形槽，两侧镶嵌相对同极的磁石或磁铁、中间铺垫自制通络散（川军、黄柏、南星、穿山甲、红花灵仙、白芷、乌药、干姜等药）。患者取仰卧位，将通络散加适量米醋，炒至温热，铺放在磁疗枕上，垫枕于患者颈下，同时用 3kg 以下重物平拉牵引患者 10～15 分钟。

治疗时间　每日使用 4～8 小时或以上。

20.2.13　技术十三

磁疗部位　颈部。

治疗方法　温磁药枕。制作木质枕形的枕芯（25cm×9cm×9cm，中间高约

7cm）；将薄荷、菊花、荆芥、紫苏、艾叶、淫羊藿、晚蚕砂、葛根各50g，细辛、白芷、丁香、甘松、肉桂各30g，冰片、樟脑各10g，粉碎成细粉，装入20cm×10cm的棉布袋中，将布袋每隔3cm一行缝制，使药粉在药袋内固定减少移动，药袋下采用电热暖垫加热装置，下衬约1cm厚海绵，最后将药袋放在枕芯上面，罩上固定有3块磁片（卧枕时相当于2个风池穴和大椎穴的位置）的棉布外套即成。把温磁药枕装有药袋的一侧枕在颈部，使用时加热至45℃左右。

治疗时间 每日使用4~8小时或以上。

20.2.14 技术十四

磁疗部位 大椎、曲池、悬钟、合谷。
治疗方法 五行磁吸针法。应用哈慈五行针吸附腧穴。
治疗时间 每次15分钟，每日2次。

20.2.15 技术十五

磁疗部位 耳穴选择颈椎、皮质下、神门、枕、耳背颈椎三角。辨证取穴：肝阳上亢加取耳尖、肝；气血亏虚加取脾、胃、交感；肝肾阴虚加取肝、肾、内分泌。

治疗方法 耳压加经颅磁刺激。耳压方法：75%乙醇溶液常规消毒耳穴后，将磁珠贴附于0.6cm×0.6cm大小方块胶布中央，然后贴敷于耳穴上，以单手拇指与示指间歇性按压磁珠，手法由轻到重，使患者耳郭产生酸胀、灼热感。配合使用脑病生理治疗机经颅磁刺激治疗。

治疗时间 每日3~5次。3日更换1次磁珠，左右耳交替贴敷。

21　腰椎间盘突出症

21.1　腰椎间盘突出症概述

21.1.1　概念

腰椎间盘突出症是因腰椎间盘发生退行性变，并在外力的作用下，使纤维环破裂、髓核突出，刺激或压迫神经根而引起腰痛及下肢坐骨神经放射痛等症状为特征的腰腿痛疾患。多数患者因腰扭伤或劳累而发病，少数可无明显外伤史。它是临床最常见的腰腿痛原因之一。本病可归属于中医"腰痛"范畴。

21.1.2　病因病机

(1) 西医病因病理

每个椎间盘由纤维环、髓核和软骨板三个部分组成。随着年龄的增长，在日常生活工作中，椎间盘不断遭受脊柱纵轴的挤压力、牵拉力和扭转力等外力作用，使椎间盘不断发生退行性变，髓核含水量逐渐减少，而失去弹性，继之使椎间隙变窄，周围韧带松弛，或产生裂隙，是形成腰椎间盘突出的内因；急性或慢性损伤是发生腰椎间盘突出的外因，当腰椎间盘突然或连续受到不平衡外力作用时，如弯腰提取重物时，姿势不当或准备欠充分的情况下搬动或抬举重物，或长时间弯腰后猛然伸腰，使椎间盘后部压力增加，甚至由于腰部的轻微扭动，如弯腰洗脸、打喷嚏或咳嗽后，发生纤维环破裂、髓核向后侧或后外侧突出。由于椎间盘退变是发病的重要内在因素，少数患者可无明显外伤史，只有受凉史而发病，多为纤维环过于薄弱，腰部着凉后，引起腰肌痉挛，促使已有退行性变的椎间盘突出。

(2) 中医病因病机

腰椎间盘突出症主要是因为素体禀赋不足，加之劳累过度，或久病体虚，以至肾精亏损，不能涵养筋脉；或由于暴力外伤，或因腰部过度用力，损伤筋脉气血，气血运行不畅，气血瘀滞不通，不通则痛；或由于坐卧冷湿之地、涉水冒雨、身劳汗出，衣着冷湿等，寒湿之邪侵袭，从皮毛传至经络，引起经络气血凝滞而致。

21.1.3　临床表现

腰痛和下肢坐骨神经放射痛。腰腿疼痛可因咳嗽、打喷嚏、用力排便等腹腔内压升高时加剧，步行、弯腰、伸膝起坐等牵拉神经根的动作也使疼痛加剧，腰前屈活动受限，屈髋屈膝、卧床休息可使疼痛减轻。重者卧床不起，翻身极感困难。病程较长者，其下肢放射痛部位感觉麻木、冷感、无力。中央型突出造成马尾神经压迫症状为会阴部麻木、刺痛、二便功能障碍，阳痿或双下肢不全瘫痪。少数病例的起始症状是腿痛，而腰痛不甚明显，查体可见腰肌紧张、痉挛，腰椎生理前凸减少或消失，甚至出现后凸畸形。患者有不同程度的脊柱侧弯。突出的椎间隙棘突旁有压痛和叩击痛，并沿患侧的大腿后侧向下放射至小腿外侧、足跟部或足背外侧。沿坐骨神经走行有压痛。急性发作期腰部活动可完全受限，绝大多数患者腰部伸屈和左右侧弯功能活动呈不对称性受限。受累神经根所支配区域的皮肤感觉异常，早期多为皮肤过敏，渐而出现麻木、刺痛及感觉减退。受压神经根所支配的肌肉可出现肌力减退，肌萎缩。L_4 神经根受压，引起股四头肌（股神经支配）肌力减退、肌肉萎缩；S_1 神经根受压，引起踝跖屈和立位单腿跷足跟力减弱。可引起腱反射减弱或消失。直腿抬高试验阳性，加强试验阳性；屈颈试验、仰卧挺腹试验、颈静脉压迫试验、股神经牵拉试验阳性。

21.1.4　诊断

本病主要依靠病史、体格检查、X 线片等综合分析。脊髓造影、CT 或 MRI 有助于明确诊断和定位。

21.2　磁疗技术在腰椎间盘突出症中的应用

21.2.1　技术一

磁疗部位　痛点及其附近取穴。
治疗方法　贴敷法。用表面磁场强度 1000 ~ 2000Gs 的磁片贴敷于治疗部位。
治疗时间　采用连续贴敷法。

21.2.2　技术二

磁疗部位　患病部位。
治疗方法　电磁法。将电磁机的治疗磁头置于病变部位，如有放射性疼痛，则在下肢疼痛部位放一磁头。

治疗时间 每次 20 ~ 30 分钟，每日 1 次。

21.2.3 技术三

磁疗部位 腰、臀、腿部。

治疗方法 电磁法。采用脉冲磁疗仪，脉冲磁场频率为 50Hz，磁头环中心场强 50 ~ 70Gs，最大输出功率 120W。腰臀腿部并置。

治疗时间 每次 20 分钟，每日 1 次。10 次为 1 个疗程，休息 3 ~ 5 日后再进行第 2 个疗程，总疗程约为 1 个月。

21.2.4 技术四

磁疗部位 肾俞、大肠俞、小肠俞、关元俞、气海俞、环跳、秩边、阳陵泉、承扶、承筋、承山、昆仑等。年老体弱者配督脉之命门、腰阳关等。

治疗方法 磁电法。选用磁电共振治疗机，频率 200 ~ 5400Hz，触头表面磁感应强度为 2000 ~ 3500Gs。患者取俯卧位。一般以腰椎间盘突出相应穴位配合放散痛之下肢取 10 ~ 12 个穴位。脊柱侧弯者，病侧单排取穴。在选好的穴位上将包有湿纱布的电极放好、固定，然后开机，调整刺激强度，以患者有针刺样感和酸麻胀感或肌肉运动为度。

治疗时间 急性期者予以低、中档强度刺激，每次 5 ~ 7 分钟，消除渗出、水肿，以减轻神经根损伤；慢性和陈旧期者予以中强度刺激，每次 7 ~ 10 分钟。每日 1 次。

21.2.5 技术五

磁疗部位 患病部位。

治疗方法 电热磁疗法。采用多功能温热磁振治疗仪，频率 20 ~ 100Hz，温度控制在 45℃ 左右。可配合使用腰椎牵引疗法。

治疗时间 每次 20 分钟，每日 1 次。连续治疗 4 周。

21.2.6 技术六

磁疗部位 患病部位。

治疗方法 电热磁疗法配合骨通贴膏。在腰椎间盘突出椎旁外敷骨通贴膏一只，在其上方放置磁振热治疗仪的超强磁力导子，温度选 50℃，骨通贴膏于睡前揭除。

治疗时间 每次 25 ~ 30 分钟，每日 1 次。30 日为 1 个疗程。

21.2.7 技术七

磁疗部位 患病部位。

治疗方法 电热磁疗法。每次腰椎牵引结束后，患者取俯卧位或坐位，采用电热磁疗器行腰部电热磁治疗，温度 40～70℃。

治疗时间 每次 25 分钟，每日 1 次。10 次为 1 个疗程。疗程结束后，间歇 3～5 日，再进行下 1 个疗程的治疗。

21.2.8 技术八

磁疗部位 气海俞、关元俞、命门、腰阳关、秩边、承山、环跳、阳陵泉等。

治疗方法 磁电法。采用磁电共振治疗机，音乐电流频率 200～5400Hz，治疗触头表面磁场强度 2000～3500Gs。以第 4～5 腰椎间盘突出为例：将第 1 组、第 2 组治疗触头分别放置在腰椎两侧的气海俞-关元俞穴位上；将第 3 组治疗触头放置在命门-腰阳关穴位上；将第 4 组治疗触头放置在秩边、承山，第 5 组放置在环跳、阳陵泉穴位上；突出部位在第 3～4 腰椎者将前 3 组治疗触头相应向上移动 1 寸，其他不变；突出部位在腰 5 骶 1 者将前 3 组治疗触头相应向下移动 1 寸，其他不变。可配合使用超短波、腰牵、按摩等治疗。

治疗时间 每次 15 分钟，每日 1 次。12 次为 1 个疗程。

21.2.9 技术九

磁疗部位 主穴：肾俞（双）、大肠俞（双）。配穴：L_3～L_4 突出加血海、三阴交、阿是穴；L_4～L_5、L_5～S_1 突出加秩边、环跳、委中、阳陵泉、阿是穴。

治疗方法 磁电离子导入法。在穴位上置约 3cm×5cm 大小的小棉垫，棉垫上注射已配好的药液（由 2% 普鲁卡因、山莨菪碱、玻璃酸酶、撒痛风按 3∶1∶2∶2 的比例混合而成，剂量随部位多寡而增减，每穴约 2ml）；在棉垫上放置磁场强度为 3000Gs、直径 1.3cm、厚 0.5cm 的钕铁硼合金永磁片，采用循经同名极并置法，用胶布固定于相应穴位上，连接多功能高效磁电治疗机，输出的脉冲直流电流频率为 60～80 次/分，强度以患者能耐受为度。

治疗时间 每次 60 分钟，每日 1 次。10 次为 1 个疗程。疗程间隔 2～3 日，共治疗 2 个疗程。

21.2.10 技术十

磁疗部位 痛点及其附近取穴。

治疗方法 旋磁法。应用旋转磁疗机,治疗磁头置于治疗部位。每次治疗3～4个穴位。

治疗时间 每个穴位治疗5～10分钟,每日1次。

21.2.11 技术十一

磁疗部位 患病部位。

治疗方法 综合疗法。先采用旋磁法,患者采取俯卧位,将旋磁机的磁头置于病变部位,旋磁机转动时的磁场强度为1000Gs。再采用电磁法:患者采取俯卧位,治疗时将脉冲电磁机的磁头对准病变部位,脉冲电磁疗机的磁头外径130mm,脉冲时间22ms,频率40～60次/分。

治疗时间 旋磁法每次10～15分钟,每日1次;电磁法每次15～20分钟,每日1次。6～15次为1个疗程,需要进行第2个疗程时,疗程间隔5～7日。

21.2.12 技术十二

磁疗部位 腰背部。

治疗方法 磁药真空罐走罐法。患者俯卧位,暴露腰背部,在两侧胸腰肋及骶腰髂之间涂舒筋活络油,根据患者胖瘦、病程及对疼痛的忍受情况决定抽气多少将磁药真空罐吸上,以手握住罐底稍向后倾斜(即后半边着力,前半边不着力)慢慢向前推动,或后半边不着力,前半边略着力向后拉动。上下或左右来回推拉移动至皮肤成潮红、深红或出现丹疹点为止,范围大小根据病情而定。臀部及下肢疼痛、麻木较甚者亦可沿坐骨神经走向行走罐疗法或配合穴位拔罐。

治疗时间 一般走罐3～5分钟后,再增加罐内负压将罐固定于患处留置15～20分钟。每3日1次,5次为1个疗程。

21.2.13 技术十三

磁疗部位 腰骶部。

治疗方法 药磁腰托疗法配合牵引、推拿和中频电疗。药磁腰托由腰托和药磁袋两部分组成。其中腰托的前后部分由帆布制成,两侧由宽松紧带连接;佩戴在腰背部的部分内含4根钢片,正中部位放置一特制的药磁袋;腹部是尼龙搭扣。药磁袋内含6片磁片和中药粉末;磁片左右侧各3片,分别对准腰部后正中线两旁的腧穴。而正中的中药主要由丹参、干姜、薄荷脑等碾磨的粉末按一定的比例混合均匀制成。

治疗时间 白天佩戴于腰骶部,药磁袋的正中线对准腰椎棘突;夜间取下垫于腰下。

21.2.14 技术十四

磁疗部位 患病部位或痛点。

治疗方法 磁片止痛膏贴敷法。磁片止痛膏药物组成：雪上一枝蒿 30g，生川乌 15g，生草乌 15g，细辛 10g，元胡 10g，牛膝 30g，川断 30g，骨碎补 24g，穿山甲 18g，樟脑 10g，威灵仙 20g，三七 18g，肉桂 24g，干姜 12g，黄丹 50g，麻油 500g。将上述药物放入麻油中浸泡 3 日，然后放在煤火上炼制待炸成焦黄，麻油滴水成珠时即可去渣，和匀成膏。将膏药摊放于棉布中央成长方形，每张膏药净重 40g，再将磁片（直径 0.5cm，磁量 300Gs）放于膏药中间即可。用时将磁片止痛膏加热，贴敷于椎间盘突出相应体表部位或痛点处。可配合针刺疗法后使用。

治疗时间 采用连续贴敷法。

22 软组织扭挫伤

22.1 软组织扭挫伤概述

22.1.1 概念

软组织扭挫伤是指人体运动系统皮肤以下骨骼之外的肌肉、韧带、筋膜、肌腱、滑膜、脂肪、关节囊等组织，以及周围神经、血管的不同情况的损伤，造成局部疼痛、肿胀、活动功能受限等，它归属于中医"伤筋"的范畴。这些组织受到外来内在的不同致伤因素的作用，造成组织破坏和组织生理功能紊乱产生损伤。

22.1.2 病因病机

(1) 西医病因病理

软组织扭挫伤一般是受外来机械压力的作用，如扭伤、挫伤、跌扑伤或撞击伤，当其达到一定的强度时诱发损伤，产生症状。软组织扭挫伤一般可分为急性损伤和慢性积累性损伤两大类。当软组织受到钝性或锐性暴力损伤时，可以引起局部软组织（包括皮肤、皮下组织、肌肉，其中包含神经、血管和淋巴组织）的挫伤或（和）裂伤，导致出现颈肩背腰腿及四肢不同情况、不同程度的临床表现。

(2) 中医病因病机

由于受到扭挫伤后，伤及局部筋脉、气血，造成气血运行不畅，瘀阻经脉，瘀血内停，不通则痛，损伤脉络，血溢脉外，瘀血留滞于肌肤或关节之间则肿胀、青紫，外力伤及病变部位及局部筋膜，故活动功能受限。

22.1.3 临床表现

(1) 疼痛

与暴力的性质和程度、受伤部位神经的分布及炎症反应的强弱有关。

(2) 局部肿胀或皮肤青紫

因局部软组织内出血或（和）炎性反应渗出所致。

（3）功能障碍

引起肢体功能或活动障碍。

（4）伤口或创面

据损伤的暴力性质和程度可以有不同深度的伤口或皮肤擦伤等。

22.1.4　诊断

诊断依据为：①有外伤病史或扭伤史。②有局部症状，如疼痛、肿胀、功能活动受限等。③检查体征，局部压痛，牵拉痛阳性。④X线片与骨折相鉴别。

22.2　磁疗技术在软组织扭挫伤中的应用

22.2.1　技术一

磁疗部位　疼痛肿胀明显处或其附近穴位。

治疗方法　贴敷法。用表面磁场强度为 500～2000Gs 的磁片贴敷于治疗部位。

治疗时间　采用连续贴敷法。数日或 2 周后，疼痛明显减轻时，可采用间断性治疗，直至痊愈。

22.2.2　技术二

磁疗部位　患病部位。

治疗方法　磁极板法。当扭挫伤的面积较大，部位较深时，可局部贴敷磁极板。也可以将几个或十几个磁片以间距2.5cm 的距离排列成磁片阵，贴敷局部。

治疗时间　采用连续贴敷法。疼痛明显减轻后，可采用间断性治疗，直至痊愈。

22.2.3　技术三

磁疗部位　患病部位。

治疗方法　电磁法。采用低频交变电磁场，脉动电磁场或脉冲电磁场疗法，治疗时将电磁治疗机的治疗磁头置于病变部位，以疼痛肿胀最明显处为中心。

治疗时间　每次 20～30 分钟，每日 1 次。

22.2.4　技术四

磁疗部位　患病部位。

治疗方法 磁药物透入疗法。将治疗扭挫伤的药物涂在患病部位，在上面放置磁片、磁片阵，面积大时用磁极板进行静磁药物透入治疗，也可以在涂完治疗扭挫伤的药物后，用动磁场对准涂药区进行动磁场药物透入治疗。

治疗时间 静磁药物透入采用间断或连续贴敷法，动磁药物透入治疗每次20～30分钟，每日1次。

22.2.5 技术五

磁疗部位 患病部位。

治疗方法 磁电法。采用磁电经络医疗仪，输出端为一个磁头和一对脉冲电极，磁头按在痛点或其附近穴位上进行治疗，采取磁电交叉，即脉冲磁头置于两脉冲电极中间，让磁力线与电刺激同时作用于病灶区，剂量为患者的耐受量。

治疗时间 每次30分钟，每日1次。

22.2.6 技术六

磁疗部位 痛点或其附近穴位。

治疗方法 旋磁法。将旋磁治疗机的磁头贴于病变部位痛点或其附近穴位，如病变范围较大或两处损伤时，可将两个磁疗机的磁头分别置于两处痛点或穴位处。

治疗时间 每次10～25分钟，每日1次。

22.2.7 技术七

磁疗部位 痛点或其附近穴位。

治疗方法 磁电按摩法。将磁电按摩机的按摩头置于病变部位的痛点或穴位。

治疗时间 每次20～30分钟，每日1次。

22.2.8 技术八

磁疗部位 患病部位。

治疗方法 衰减磁场疗法。用衰减磁场治疗机治疗，将患肢置于治疗机的线圈中治疗。

治疗时间 每次20～30分钟，每日1次。

22.2.9 技术九

磁疗部位 解溪、丘墟、商丘、阿是穴。内翻型损伤加昆仑，外翻型损伤加太溪。

治疗方法 磁圆针法。本法适用于踝关节扭伤。患者取仰卧位，患侧下肢屈曲，脚底着床面，使其充分放松。扭伤部位常规消毒后，医者以右手持磁圆针针柄，右肘屈曲90°，以右腕之力捶叩患部，根据扭伤的轻重不同，采用迎随补泻手法顺经或逆经捶叩经络。例如，轻者前15分钟以顺经络方向选择轻度至中度的力量进行捶叩，重者前15分钟以逆经络方向选择中度至重度的力量进行捶叩。后15分钟轻、重均以平补平泻手法点刮阿是穴。可配合针灸治疗。

治疗时间 每次30分钟，每日1次。7次为1个疗程。疗程间可休息3日。

22.2.10 技术十

磁疗部位 主穴：阿是穴，配合局部经穴，肩部取肩髃、肩髎、肩贞；肘部取曲池、小海、天井；膝部取膝眼、梁丘、阳陵泉；踝部取昆仑、太溪、丘墟。

治疗方法 磁电法。选用稀土-钴永磁合金，磁片直径为10～15mm，厚度为2mm，磁场强度为1000～1500Gs。将磁片一面贴于所选穴位，另一面与电疗机导线接通，再用胶布固定，先用连续波，后用疏密波。

治疗时间 每次20～60分钟，每日1次。7次为1个疗程。

23 肩关节周围炎

23.1 肩关节周围炎概述

23.1.1 概念

肩关节周围炎是肩周肌、肌腱、滑液囊及关节囊的慢性非化脓性炎症，以肩痛、肩关节活动障碍为主要特征，简称"肩周炎"。其病名较多，因睡眠时肩部受凉引起的称"漏肩风"或"露肩风"；因肩部活动明显受限，形同冻结而称"冻结肩"；因该病多发于 50 岁左右，故又称"五十肩"。此外，还称"肩凝风""肩凝症"等。

23.1.2 病因病机

(1) 西医病因病理

本病大多发生于中老年人，其软组织退行性变后，对各种外力的承受力减弱，长期过度活动、姿势不良等所产生的慢性致伤力是主要的激发因素。肩部的骨折、脱位，臂部或前臂的骨折因固定时间太长或在固定期间不注意肩关节的功能锻炼，肩部组织继发萎缩、粘连，肩部急性挫伤、牵拉伤后治疗不当等是导致本病的肩部原因。此外，颈椎病及心、肺、胆管疾病发生的肩部牵涉痛，引起肩部肌肉持续痉挛、缺血而形成炎性病处，可转变为真正的肩周炎。上述原因导致肩关节的关节囊与关节周围软组织发生了范围较广的慢性无菌性炎症反应，而引起软组织的广泛性粘连，致使肩关节活动发生障碍。

(2) 中医病因病机

五旬之人，肝肾渐衰、肾气不足、气血虚亏、筋肉失于濡养，加之外伤劳损、风寒湿邪侵袭肩部而引起本症。外伤劳损为其外因，气血虚弱、血不荣筋为其内因。

23.1.3 临床表现

本病多见于中老年人，多数患者呈慢性发病，少数有外伤史，常因外展或上举动作引起肩部疼痛时才开始被注意。

（1）肩部疼痛

开始时为阵发性隐痛，以后逐渐发展到持续性，昼轻夜重，影响睡眠并向附近放射，不能向患侧侧卧，在肩部受到突然的牵拉，肱二头肌肌腱处在增加张力位置可引起剧烈疼痛。

（2）肩关节活动受限

肩部僵硬，关节活动受限，严重者所有活动均受限，如不能梳头、洗脸、挠背等。体检时肩关节主动、被动上举、后伸、内收、外展、内外旋与环行动作的单一解剖功能受限。

（3）肩部周围压痛

临床检查时可在喙突、肩峰下滑囊、肱二头肌腱长头、冈上肌附着点等处常有广泛性压痛点；病程日久者在三角肌、冈上肌等处可以发生不同程度的失用性肌萎缩。

此病病程较长，一般在 1 年以内，长者可达 2 年左右。根据不同病理过程和病情状况，可将本病分为急性疼痛期、粘连僵硬期和缓解恢复期。X 线检查多属阴性，但对鉴别诊断有意义。有时可见骨质疏松、冈上肌腱钙化或大结节处有密度增高的阴影。

23.1.4　诊断

诊断依据为：①有过劳、外伤或受寒冷的病史。②患者年龄多在 50 岁左右。③发病多为隐袭性，无全身症状，无局部红肿。④肩部疼痛，以肩关节外展、上举时加重。肩关节活动受限或僵硬。后期疼痛缓解，但关节功能仍受限，日久可伴有三角肌萎缩。⑤压痛点常见于患侧肩峰下滑囊、肱二头肌长头肌腱、喙突、冈上肌附着点等处。⑥X 线检查多属阴性，用以排除骨与关节疾病。

23.2　磁疗技术在肩关节周围炎中的应用

23.2.1　技术一

磁疗部位　天宗、巨骨、曲池、合谷、尺泽、太渊、四渎、阳池、肩髎、肩贞、肩髃、肩井、肩内陵。

治疗方法　贴敷法。用表面磁场强度 1000～1500Gs 的磁片 2～3 片，贴敷痛点或穴位上。

治疗时间　采用连续贴敷法。

23.2.2 技术二

磁疗部位 肩部。

治疗方法 电磁法。采用低频交变电磁场、脉冲电磁场疗法，治疗时将电磁治疗机的治疗磁头置于病变部位。

治疗时间 每次 15～25 分钟，每日 1 次。

23.2.3 技术三

磁疗部位 肩部。

治疗方法 磁药物透入疗法。将场效应治疗仪放于中药垫上，然后置于患处。

治疗时间 每次 20～40 分钟，每日 1 次。

23.2.4 技术四

磁疗部位 中渚、肩髎、天宗、肩贞、肩井、阿是穴。配穴：曲池、外关。

治疗方法 磁吸针法。在穴位上涂上五行膏，梳刮 2 分钟，将五行磁吸针气囊气排空，然后对准穴位稍加按压使周围与皮肤完全贴紧松手即可。取针时用力捏瘪气囊，轻轻取下，防止损伤皮肤。

治疗时间 每穴留针 15～20 分钟，每日 1 次或隔日 1 次。

23.2.5 技术五

磁疗部位 肩部痛点或其附近穴位。

治疗方法 旋磁法。将旋磁治疗机的磁头贴于病变部位痛点或其附近穴位。

治疗时间 每次 15～25 分钟，每日 1 次。

23.2.6 技术六

磁疗部位 肩髎、天宗、秉风、肩髎、肩井、臂臑、中府、阿是穴、曲泽、曲池、尺泽、天宗穴、肩贞等。

治疗方法 磁针法。每次取 1～3 个穴位，将针尖置于穴位上，针体与穴位表面呈垂直，同时用右手拇指、示指、中指三指握住针体向下按压，其强度以患者出现酸、麻、胀，或有冷热感为度，也可以患者耐受为度。

治疗时间 每个穴位 2～10 分钟，每日 1 次。

23.2.7 技术七

磁疗部位 肩部敏感点，皮质下、神门等。

治疗方法 耳磁法。应用 1～3mm 的磁珠贴敷于治疗部位，磁珠的表面磁场强度为 300～500Gs。

治疗时间 采用连续贴敷法。5 日交换 1 次耳穴。

23.2.8 技术八

磁疗部位 肩部。

治疗方法 电热磁疗法。采用磁振热治疗仪，将治疗导子上下对置于患侧肩前肩后部位。温度设定 40～60℃。可配合推拿、功能锻炼法。

治疗时间 每次 20～30 分钟，每日 1 次。

23.2.9 技术九

磁疗部位 肩髃、肩髎、肩井和阿是穴以及所经过的经络。

治疗方法 磁圆梅针法。右手持磁圆梅针，左手固定患部，然后以两头磁圆梅针针端交替叩刺病变局部，叩刺时采用中度手法循经叩刺治疗部位。

治疗时间 每次 20 分钟，每日 1 次。12 次为一疗程，一般治疗 2 个疗程。

24 跟痛症

24.1 跟痛症概述

24.1.1 概念

跟痛症是指由于外伤、劳损或某些疾病引起的跟部跖侧的疼痛，常伴有跟骨骨刺。当足内在肌力减弱时，或不能适应长久行走和站立时通过跖腱膜牵拉引起跟骨结节处的慢性炎症、损伤、骨质增生而引起跟痛症。它可归属于中医"伤筋"范畴。

24.1.2 病因病机

(1) 西医病因病理

跟痛症多发生于40~60岁的中老年肥胖人。引起足跟痛的原因很多，中老年人足的跖筋膜发生了退行性改变，当长时间步行或从高处跳下时，很容易受到损伤，损伤形成瘢痕后，跖筋膜弹性更差；或老年人因意外碰伤等使跟骨或跟骨下方的筋膜、脂肪垫、肌腱以及足跟负重点受到损伤，导致创伤性炎症长期存在，会刺激跟骨骨膜造成增生，形成骨刺；或因行走时不慎踩到砖瓦或下楼时足部着地用力过猛而引起足跟部软组织损伤；或因足跟长期负重受压使脂肪垫发生无菌性炎症；或因慢性损伤引起跟骨下的滑囊产生炎症等均可发生跟痛症。

(2) 中医病因病机

跟痛症多为老年肝肾不足或久病体虚，气血衰少，筋脉懈惰，加之由于外力的作用，导致足跟部不同部位受到损伤，伤及局部气血、筋脉，使气血运行不畅，瘀血内停，经脉不通，不通则痛。损伤脉络，瘀血留滞于肌肤之间则肿胀。肾主骨、藏精，肝主筋、藏血，肝肾不足，肌筋失于濡养，则足跟部酸痛乏力。

24.1.3 临床表现

起病缓慢，多为一侧发病，可有数月或数年的病史。足跟部疼痛，行走加重。典型者晨起后站立或久坐起身站立时足跟部疼痛剧烈，行走片刻后疼痛减轻，但行走或站立过久疼痛又加重。跟骨的跖面和侧面有压痛，局部无明显肿胀。若跟骨骨质增生较大时，可触及骨性隆起。X 线平片常见有骨质增生。

24.1.4 诊断

本病多于中年以上发病，根据临床表现，结合 X 线可帮助诊断，但临床表现常与 X 线征象不符，有骨刺者可无症状，有症状者可无骨刺。

本病应与足跟部软组织化脓感染和骨结核、骨肿瘤相鉴别。足跟部软组织化脓感染虽有跟痛症状，但局部有红、肿、热、痛，严重者有全身症状；跟骨结核多发于青少年，局部微热，肿痛范围大。

24.2 磁疗技术在跟痛症中的应用

24.2.1 技术一

磁疗部位 太溪、昆仑、解溪、阿是穴。

治疗方法 贴敷法。用表面磁场强度 1000 ~ 1500Gs 的磁片 2 ~ 3 片，贴敷痛点或穴位上。

治疗时间 采用间断敷磁法，晚上敷磁，白天去磁，防止敷磁影响走路。

24.2.2 技术二

磁疗部位 足底部。

治疗方法 磁鞋法。

治疗时间 白天穿用，可以连续穿用数月。

24.2.3 技术三

磁疗部位 患病部位。

治疗方法 电磁法。将电磁治疗机的治疗磁头置于病变部位。

治疗时间 每次 20 ~ 30 分钟，每日 1 次。

24.2.4 技术四

磁疗部位 患病部位。

治疗方法 磁药物透入疗法。将场效应治疗仪放于中药垫上，然后置于患处。

治疗时间 每次 20 ~ 40 分钟，每日 1 次。

24.2.5 技术五

磁疗部位 患病部位。

治疗方法 磁渗药膏法。磁贴为超强磁粉及多种活血化瘀，通经活络中药（鸡血藤、血竭、赤芍等）压制成圆形磁药片，可直接粘贴于皮肤，以磁渗药。晚上洗足后将磁贴直接贴敷在跟底压痛点。

治疗时间 隔天换 1 次，6 日为 1 个疗程。

24.2.6 技术六

磁疗部位 足部足少阴肾经循行之处。

治疗方法 磁圆针法配合足浴。用磁圆针叩击足部足少阴肾经循行之处，足跟部的痛点多叩、重叩，叩至足底有发热感，然后把足放入事先煨好的活血止痛汤中浸泡 30 分钟。活血止痛汤药物组成：羌活、独活、细辛、威灵仙、川芎、川乌头各 30g，红花、伸筋草、桂枝、牛膝各 20g。水煎后加入白酒 20ml 泡脚。

治疗时间 每日 1 次，5 次为 1 个疗程。

25 外伤性血肿

25.1 外伤性血肿概述

25.1.1 概念

血肿是较常见的外科疾病，尤其是外伤性血肿，不仅发生于成年人，也发生于婴幼儿，身体各个部位均可发生血肿。

25.1.2 病因病机

(1) 西医病因病理

血肿是由于种种外力作用，导致血管破裂、溢出的血液分离周围组织，形成充满血液的腔洞。

(2) 中医病因病机

《丹溪心法·水肿》："其皮间有红缕赤痕者，此血肿也。"多因瘀血留滞，血化为水所致。

25.1.3 临床表现

有明显的外伤史，伤后局部肿胀疼痛。根据部位的不同体征有所区别，皮下组织结构紧密者伤后出血常局限，血肿较小但疼痛较重；皮下组织结构疏松者，血肿易扩散蔓延，故血肿较大，造成局部显著畸形，波动感明显，疼痛较轻。

25.1.4 诊断

根据明显的外伤史及伤后局部出现血肿疼痛即可诊断。

25.2 磁疗技术在外伤性血肿中的应用

25.2.1 技术一

磁疗部位 血肿部位。

治疗方法　旋磁法。采用旋磁治疗机,将磁头置于患处。

治疗时间　每次 20 ~ 25 分钟,每日 1 次。

25.2.2　技术二

磁疗部位　血肿部位。

治疗方法　电磁法。采用脉冲电磁疗机,脉冲电磁疗机的两个磁头直接置于损伤部位。

治疗时间　每次 10 ~ 15 分钟,每日 1 次。15 ~ 30 次为 1 个疗程。

25.2.3　技术三

磁疗部位　血肿部位。

治疗方法　电磁法。采用脉冲电磁疗机,根据治疗部位不同,选用小型或大型环状磁头,小环每组 2 个,使用一组或多组,大环单个或多个,分别采用套环法(肢件),并置法(胸部、面部),对置法(腹部),磁头 N 极置皮肤面。

治疗时间　每次 20 分钟,每日 1 次。10 次为 1 个疗程。

25.2.4　技术四

磁疗部位　下腹部及骶部。

治疗方法　电磁法。适用于盆腔阴道血肿。采用脉冲电磁疗机,脉冲电磁疗机的双磁头对置于下腹部及骶部。

治疗时间　每次 10 ~ 20 分钟,每日 1 次。12 ~ 20 次为 1 个疗程。如有必要可进行第 2 个疗程,疗程间隔 7 ~ 10 日。

25.2.5　技术五

磁疗部位　血肿部位。

治疗方法　电磁法。采用低频交变电磁场,将磁头置于损伤部位,磁场强度为 400 ~ 1200Gs。

治疗时间　每次 15 ~ 20 分钟,每日 1 次。10 ~ 15 次为 1 个疗程。

25.2.6　技术六

磁疗部位　血肿部位。

治疗方法　电磁法。适用于外伤性睾丸血肿。采用交变电磁场,治疗时将磁头对准血肿部位,对侧者用双磁头,磁场强度为 400 ~ 3000Gs。

治疗时间　每次 15 分钟,每日 1 次。12 次为 1 个疗程。

25.2.7　技术七

磁疗部位　血肿部位。

治疗方法　综合疗法。先采用旋磁治疗机，静态磁片的表面磁场强度为300Gs，旋磁机的磁片转动后，动态磁场强度为1000Gs，将磁头置于患处。再采用低频交变电磁场，磁场强度为400~1200Gs，将磁头置于患处。

治疗时间　旋磁法、电磁法每次各20~30分钟，每日1次。

25.2.8　技术八

磁疗部位　血肿部位。

治疗方法　贴敷法。选用适当大小的磁片或磁块，贴敷于病变部位，或者用两块磁片异名极并置贴敷于血肿的两侧。如果血肿范围较大时可用磁极板贴敷。

治疗时间　采用间断敷磁法。

25.2.9　技术九

磁疗部位　血肿部位。

治疗方法　磁药物透入疗法。将治疗药物涂在肿胀部位，在上面放置磁片，面积大时可用磁极板或十几个磁片组成的磁片阵进行静磁药物透入疗法，也可以在涂完药物后将磁疗机的磁头对准肿胀部位进行动磁场药物透入疗法。

治疗时间　静磁药透入采用间断或连续贴敷法，动磁药物透入治疗每次20~30分钟，每日1次。

26 腰肌劳损

26.1 腰肌劳损概述

26.1.1 概念

腰部劳损又称为腰背肌筋膜炎，指腰部肌肉、筋膜、韧带、骨与关节等组织的慢性积劳性损伤或无菌性炎性反应，是腰部慢性疼痛的常见原因。本病发病缓慢，病程缠绵，多见于青壮年、体力劳动者和办公室工作人员。本病可归属于中医"腰痛"范畴。

26.1.2 病因病机

(1) 西医病因病理

长期从事腰部负重持力或弯腰活动工作，以及长期的腰部姿势不良，腰部肌肉、筋膜经常反复性地受到牵拉磨损，局部出现充血或出血、水肿、渗出等炎性反应，继而痉挛、缺血，甚至粘连纤维增生，日积月累，形成慢性损伤；腰部急性扭伤之后，未能获得及时有效地治疗，损伤的肌肉、筋膜修复不良，形成瘢痕或粘连，迁延而成慢性腰痛；腰骶部骨骼畸形和解剖缺陷者，如腰椎骶化、骶椎隐裂、游离棘突等，可引起肌肉活动失衡产生慢性腰痛。

(2) 中医病因病机

平素体虚，肾气不足，督带俱空，筋骨懈惰；加之劳逸不当，造成气血、筋骨活动不调，腰背部经筋、筋膜劳损、松弛或脉络受损、瘀血凝滞；复因汗出当风，露卧贪凉，遇风、寒、湿邪侵袭，痹阻筋脉，致使气血运行障碍，肌肉拘挛而出现慢性腰痛。

26.1.3 临床表现

有腰部急性损伤迁延或慢性劳损病史。腰部酸胀或隐痛，时轻时重，经常反复，休息及适当活动后减轻，劳累后加重，常喜用双手捶腰。第3腰椎横突综合征患者腰痛可牵涉臀部并向大腿后侧放射。兼有风寒湿邪者，腰痛与天气变化有关，阴雨天或受凉受寒、床铺潮湿加重。骶棘肌某处压痛提示该肌或深部小肌劳损；骶髂、骶后压痛表示骶棘肌起点损伤；臀大肌起点或臀中肌处压痛，表示该肌或筋膜劳损。

26.1.4 诊断

诊断依据为：①病史，腰部急性损伤迁延或有慢性劳损病史。②临床症状，腰部酸痛，肌肉僵硬，有沉重感，受寒湿加重，休息减轻，有时可有下肢放射痛。③体征，偶有腰椎生理前凸减小或变直。第 3 腰椎横突综合征患者压痛点在第 3 腰椎横突尖处；腰背筋膜劳损有局限压痛点；棘上韧带和棘间韧带劳损压痛点在棘突上或棘突间。直腿抬高试验偶可阳性，但加强试验为阴性。④辅助诊断，X 线检查无特殊，第 3 腰椎横突综合征者或可见第 3 腰椎横突过长或两侧横突不对称。

26.2 磁疗技术在腰肌劳损中的应用

26.2.1 技术一

磁疗部位 阿是穴、肾俞、腰阳关、委中、昆仑、志室、气海俞、命门、腰阳关、次髎等。

治疗方法 贴敷法。选用适当大小的磁片或磁块，贴敷于病变部位疼痛明显处与穴位上。

治疗时间 采用连续敷磁法。

26.2.2 技术二

磁疗部位 腰部。

治疗方法 磁极板法。将磁极板缝制在一条自制的布带中，并将磁极板对准患病部位固定稳妥。

治疗时间 连续佩戴 20 日，休息 10 日，继续第 2 个疗程，直至痊愈。

26.2.3 技术三

磁疗部位 阿是穴、肾俞、腰阳关、委中、昆仑、志室、气海俞、命门、腰阳关、次髎等。

治疗方法 电磁法。采用低频交变电磁场或脉动磁场、脉冲电磁场，治疗磁头放置在病变部位，也可以适当选择经络穴位。

治疗时间 每次 20～30 分钟，每日 1 次。

121

26.2.4　技术四

磁疗部位　腰部。

治疗方法　旋磁法。采用旋磁治疗机，将磁头置于患病局部或者穴位上。

治疗时间　每次 15～25 分钟，每日 1 次。

26.2.5　技术五

磁疗部位　阿是穴、肾俞、腰阳关、委中、昆仑、志室、气海俞、命门、腰阳关、次髎等。

治疗方法　磁电按摩法。将磁电按摩器的橡皮头置于病变部位疼痛明显处，或者置于穴位上。

治疗时间　每次 20～30 分钟，每日 1 次。

26.2.6　技术六

磁疗部位　腰部。

治疗方法　综合疗法。先采用脉冲磁场磁疗机，将磁头置于患处。磁头直径 130mm，脉冲持续时间 22ms，频率 40～60 次/分。再采用旋磁治疗机，旋磁机的磁片转动后，动态磁场强度 1000Gs，将磁头置于患处。

治疗时间　电磁法每次 10～20 分钟，旋磁法每次 10～15 分钟，每日 1 次。

26.2.7　技术七

磁疗部位　腰部。

治疗方法　磁药物透入疗法。将治疗药物涂在患处，在上面放置磁片阵或磁极板进行静磁药物透入疗法。

治疗时间　静磁药透入采用间断或连续贴敷法。

27　坐骨神经痛

27.1　坐骨神经痛概述

27.1.1　概念

坐骨神经痛是指凡沿坐骨神经分布区域出现以臀部、大腿后侧、小腿后外侧、足背外侧为主的放射性疼痛。临床有多种疾病可引起坐骨神经痛，因此坐骨神经痛并非一单独疾病，而是多种疾病的一种临床表现。

27.1.2　病因病机

(1) 西医病因病理

坐骨神经痛可因腰椎间盘脱出、骨质增生、椎管内肿瘤等占位或移位性病变，使坐骨神经直接或间接受到挤压而引起；或因如梨状肌综合征、第3腰椎横突综合征等损伤致邻近肌肉受损、肌腹渗出、水肿、瘀血刺激坐骨神经引起；或因直接碰撞、过度牵拉、臀部注射等直接损伤；或因如扁桃体炎、牙龈炎症刺激，使感染由血液侵及坐骨神经而发病。

(2) 中医病因病机

因居室潮湿、露卧贪凉、寒冬涉水等致寒湿、风寒湿邪侵袭人体，客于经脉，经脉阻滞不通，致使气血运行不畅，不通则痛；由于不通，气血不能充分濡养所支配区域组织，继而麻木，浅感觉减退等症状也相继出现。

27.1.3　临床表现

(1) 根性坐骨神经痛

常因腰椎间盘突出引起，在用力、弯腰或剧烈活动等诱因下，急性或亚急性起病，少数为慢性起病，疼痛常自腰部向一侧臀部、大腿后、腘窝、小腿外侧及足部放射，呈烧灼样或刀割样疼痛，咳嗽及用力时疼痛可加剧，夜间更甚。患者常通过睡时卧向健侧，膝关节屈曲，站立时着力于健侧等特殊的姿势减轻疼痛，日久造成脊柱侧弯，多弯向健侧。牵拉坐骨神经皆可诱发疼痛，或疼痛加剧。坐骨神经通路可有压痛，如腰旁点、臀点、腓点、踝点及跖点等，患肢小腿外侧和足背常有麻木及感觉减退，臀肌张力松弛，伸踇及屈踇肌力减弱，跟腱反射减弱或消失。

（2）干性坐骨神经痛

疼痛常从臀部向股后，小腿后外侧及足外侧放射，行走、活动及牵引坐骨神经时疼痛加重，压痛点在臀点以下，脊柱侧弯多向患侧以减轻对坐骨神经干的牵拉。

体检发现沿坐骨神经分布区有压痛点；坐骨神经牵扯征阳性；坐骨神经支配范围内，有不同程度的运动、感觉、反射和自主神经功能障碍，致患侧足趾背屈力弱、小腿外侧皮肤痛觉减退、跟腱反射消失、臀部肌张力降低等。

27.1.4 诊断

根据疼痛的部位及放射方向，加剧疼痛的因素，减痛姿势，牵引痛及压痛点等诊断不难。凡怀疑脊柱的占位性病变，均要选择做 X 线平片、椎管造影或 CT 检查，以明确诊断。

27.2 磁疗技术在坐骨神经痛中的应用

27.2.1 技术一

磁疗部位 环跳、殷门、风市、肾俞、白环俞、承扶、$L_2 \sim L_5$ 夹脊、秩边、悬钟、委中、承山、阳陵泉、昆仑及压痛点。

治疗方法 贴敷法。用磁片表面磁场强度 1000～2500Gs、直径 1cm 左右的小磁片或 2～4cm 的中磁片贴敷于穴位。

治疗时间 采用连续贴敷法。每次选用 3～4 对穴位，5 日交换 1 次穴位。

27.2.2 技术二

磁疗部位 压痛点及腰部。

治疗方法 磁极板法。将磁极板贴敷于治疗部位，也可缝制一条腰带，将磁极板对准患病部位固定稳妥。

治疗时间 连续佩戴 20 日，休息 10 日，继续第 2 个疗程，直至痊愈。

27.2.3 技术三

磁疗部位 环跳、委中、承山、阿是穴。

治疗方法 电磁法。采用低频交变电磁场或脉动磁场、脉冲电磁场，治疗磁头放置在治疗部位。

治疗时间 每次 20～30 分钟，每日 1 次。

27.2.4　技术四

磁疗部位　环跳、殷门、风市、肾俞、白环俞、承扶、$L_2 \sim L_5$ 夹脊、秩边、悬钟、委中、承山、阳陵泉、昆仑及压痛点。

治疗方法　旋磁法。采用旋磁治疗机，将磁头置于患病局部或者穴位上，每次取穴 3~4 个。

治疗时间　每穴 5~10 分钟，每日 1 次。

27.2.5　技术五

磁疗部位　环跳、殷门、风市、肾俞、白环俞、承扶、$L_2 \sim L_5$ 夹脊、秩边、悬钟、委中、承山、阳陵泉、昆仑及压痛点。

治疗方法　磁电法。将脉冲电流的输出导线端与磁片的一极相连接，磁片的另一极接触皮肤，用胶布固定在穴位上。磁片表面磁场强度为 1500~2500Gs。

治疗时间　每次通电治疗 20~30 分钟，每日 1 次。

27.2.6　技术六

磁疗部位　环跳、殷门、风市、肾俞、白环俞、承扶、$L_2 \sim L_5$ 夹脊、秩边、悬钟、委中、承山、阳陵泉、昆仑及压痛点。

治疗方法　磁电按摩法。将磁电按摩器的橡皮头置于病变部位疼痛明显处，或者置于穴位上。

治疗时间　每次 20~30 分钟，每日 1 次。

27.2.7　技术七

磁疗部位　常用耳穴有坐骨神经、肾上腺、神门、臀。

治疗方法　耳磁法。用 1~3mm 的磁珠贴敷于耳穴，磁珠磁场强度为 200~400Gs。

治疗时间　采用连续贴敷法。每日用手指轻轻揉压 2 次，每次 1~2 分钟。

27.2.8　技术八

磁疗部位　环跳、殷门、风市、肾俞、白环俞、承扶、$L_2 \sim L_5$ 夹脊、秩边、悬钟、委中、承山、阳陵泉、昆仑及压痛点。

治疗方法　磁针法。将针灸用针刺入穴位，当患者感到酸麻胀感后，再在针柄上放一磁片。

治疗时间　每次 30 分钟，每日 1 次。

28 肱骨外上髁炎

28.1 肱骨外上髁炎概述

28.1.1 概念

肱骨外上髁炎又称肱桡关节滑囊炎、肱骨外髁骨膜炎，是由急慢性损伤造成肱骨外上髁周围软组织疼痛，可影响伸腕和前臂旋转功能。本病由于好发于前臂劳动强度较大的中老年人，尤其是网球运动员，故又称为"网球肘"。本病可归属于中医"伤筋""筋痹"等范畴。

28.1.2 病因病机

(1) 西医病因病理

肱骨外上髁炎多因慢性劳损致肱骨外上髁处形成急慢性炎症所引起。肱骨外上髁是前臂腕伸肌的起点，由于肘关节、腕关节的频繁活动，长期劳累，使腕伸肌的起点反复受到牵拉刺激，引起部分撕裂和慢性炎症或局部的滑膜增厚、滑囊炎等变化。本病多见于特殊工种，如砖瓦工、木工、网球运动员等。

(2) 中医病因病机

中医认为本病主要是内于体虚感邪，跌仆闪挫，工作劳动时前臂及腕部用力过度，或较长时间提携重物等引起本病。中年以后，气血渐亏，正气开始衰弱，加之汗出当风或衣着冷湿，使风寒湿之邪，从皮毛传至经络，经脉受阻，瘀血留滞，经筋凝涩不畅；湿邪重浊凝滞，留滞关节，则清阳不开，营卫不和，而致肘关节僵滞疼痛。复因跌仆闪扭，伤及人体经络气血，气血运行不畅，留滞不通，"不通则痛"，由于长时间用力，进一步伤及肘部筋脉，筋脉损伤日久，则导致气血瘀滞，筋脉失养。

28.1.3 临床表现

起病缓慢，初起时在劳累后偶感肘外侧疼痛，延久逐渐加重，甚至可向上臂及前臂放散，影响肢体活动。做拧毛巾、扫地、端壶、倒水等动作时疼痛加剧，前臂无力，甚至持物落地。肱骨外上髁以及肱桡关节间隙处有明显的压痛点，腕伸肌紧张试验阳性，前臂伸肌腱牵拉试验征阳性。X 线平片检查多属阴性，偶见肱骨外上髁处骨质密度增高的钙化阴影或骨膜肥厚影。

28.1.4 诊断

肘关节外侧疼痛、无力，检查肱骨外上髁部多不肿胀，或肿胀不明显，肘关节伸屈旋转功能虽正常，但做抗阻力的腕关节背伸和前臂旋后动作可引起患处疼痛，指示病变在伸腕肌的起点。严重者，局部显现高突或夜间疼痛。X 线检查多无异常，偶见肱骨外上髁处骨质密度增高的钙化阴影。

28.2 磁疗技术在肱骨外上髁炎中的应用

28.2.1 技术一

磁疗部位 曲池、天井、阿是穴、肘髎、手三里、合谷。

治疗方法 贴敷法。用小磁片贴敷于患区或其附近穴位。磁片表面磁场强度为 1000~2000Gs。

治疗时间 采用连续贴敷法。5 日交换 1 次穴位。

28.2.2 技术二

磁疗部位 阿是穴。

治疗方法 磁贴法。先把肘部用热水擦洗干净，然后用曼格磁贴 1 个外敷在肱骨外上髁压痛点处，若为双侧则各用 1 个。

治疗时间 每个敷 2 日，6 日为 1 个疗程，共用 3 个疗程。

28.2.3 技术三

磁疗部位 肘关节外侧。

治疗方法 电磁法。采用低频交变电磁场或脉冲电磁场，治疗磁头放置在治疗部位。

治疗时间 每次 15~20 分钟，每日 1 次。

28.2.4 技术四

磁疗部位 患肢桡侧伸腕肌腱与骨膜连接处。

治疗方法 电磁法。采用低频电磁综合治疗机，频率 50Hz，有效磁头直径 6cm，磁头放置在治疗部位。

治疗时间 每次 15 分钟，每日 1 次。

28.2.5 技术五

磁疗部位 肘关节外侧。
治疗方法 旋磁法。采用旋磁治疗机，将磁头对置于治疗部位。
治疗时间 每次 10～20 分钟，每日 1 次。

28.2.6 技术六

磁疗部位 肘关节外侧。
治疗方法 磁药物透入疗法。将场效应治疗仪置于中药垫上，然后放于患处治疗。
治疗时间 每次 20～40 分钟，每日 1 次。

29 肋软骨炎

29.1 肋软骨炎概述

29.1.1 概念

肋软骨炎是指胸肋软骨与肋骨交界处非炎症性的肿胀疼痛。其原因一般认为与劳损或外伤有关，好发于上臂长期持重的劳动者。急性者可骤然发病，感胸部刺痛、跳痛或酸痛；隐袭者发病缓慢，在不知不觉中见肋骨与肋软骨交界处呈弓状、肿胀、钝痛，有时放射至肩背部、腋部、颈胸部，时觉胸闷憋气。本病可归属于中医"伤筋""筋痹"等范畴。

29.1.2 病因病机

（1）西医病因病理

肋软骨炎多因病毒感染、胸肋关节韧带慢性劳损、免疫或内分泌异常引起肋软骨营养障碍等引发。

（2）中医病因病机

中医认为本病因气滞血瘀，风热入侵经络，毒热交炽，气血壅遏不通，不通则痛引起。疼痛窜及胸胁，上臂乃气滞所致，局部隆起，压痛明显，痛点固定不移乃血瘀所致。

29.1.3 临床表现

病变部位多在胸前第2~5肋软骨处，以第2、3肋软骨最常见，也可侵犯胸骨柄、锁骨内侧和前下诸肋软骨。患者受累肋软骨处出现钝痛或锐痛，有压痛和肿大隆起，咳嗽、深吸气、活动患侧上肢时、平卧、挺胸与疲劳后疼痛加剧，甚至不能举臂，但局部皮肤无改变；有时放射至肩背部、腋部、颈胸部，有时胸闷憋气，休息或侧卧时疼痛缓解，疼痛轻重程度不等，往往迁延不愈，影响患者的工作和学习。疼痛消失后，肿大的肋软骨，甚至可持续数月或数年之久。

29.1.4 诊断

本病主要诊断依据是临床症状和局部体征，患处局部疼痛，有时向肩部或背部放散。以第 2、3 肋软骨多见，咳嗽和上肢活动时，疼痛加重。检查可发现患处肋软骨肿胀，隆起并有压痛。

29.2 磁疗技术在肋软骨炎中的应用

29.2.1 技术一

磁疗部位 患病部位。

治疗方法 贴敷法。用中小磁片贴敷于患病部位，磁片表面磁场强度为 1000～1500Gs。也可用磁极板贴敷。

治疗时间 采用连续贴敷法。

29.2.2 技术二

磁疗部位 患病部位。

治疗方法 电磁法。采用低频交变电磁场、脉动电磁场、脉冲电磁场，治疗磁头放置在治疗部位。

治疗时间 每次 15～30 分钟，每日 1 次。

29.2.3 技术三

磁疗部位 患病部位。

治疗方法 旋磁法。采用旋磁治疗机，将磁头对置于治疗部位。

治疗时间 每次 15～25 分钟，每日 1 次。

29.2.4 技术四

磁疗部位 患病部位。

治疗方法 旋磁法。选圆柱小旋磁头，磁头内以双钐钴合金永磁片异名极并置，转速 3000 转/分，直径 5cm。治疗时将小旋磁头隔一层纱布直接压在肋软骨痛区及肿胀隆起处。可配合氦-氖激光治疗。

治疗时间 每部位 20～30 分钟，每日 1 次。

30 泌尿系统结石

30.1 泌尿系统结石概述

30.1.1 概念

泌尿系统结石又称尿石症，包括上尿路结石（肾结石、输尿管结石）和下尿路结石（膀胱结石、尿道结石）。尿石症是泌尿外科常见疾病，临床以腰（或腰腹）痛、血尿为主要表现，结石活动所致的绞痛是临床常见急腹症之一。结石多数原发于肾和膀胱。它可归属于中医"腰痛""尿血"等范畴。

30.1.2 病因病机

(1) 西医病因病理

病因与发病机制尚不明了，一般认为尿中晶体成分过多、晶体聚集抑制物质减少及成核基质的存在是形成结石的三个主要因素。结石形成后，若结石较大而表面粗糙，易使黏膜损伤，导致出血，形成溃疡；黏膜受到结石长期刺激可生成息肉，甚至癌变；结石以上的输尿管等部位，被动地代偿性扩张、变性，乃至肾功能损害；此外尿路被结石梗阻，尿液滞留，易继发感染，导致肾盂肾炎、肾周围炎、膀胱炎等。

(2) 中医病因病机

中医认为基本病因病机为肾虚和下焦湿热，其中以肾虚为本，湿热为标。肾纳气主水，与膀胱相表里。肾虚气化不利，尿液生成与排泄失常，使水湿邪热蕴结于肾与膀胱。湿热蕴结，煎熬日久，形成砂石；结石阻塞尿路，不通则痛；热伤血络则出现血尿。肾虚、湿热，以及气、血、痰、湿交阻为其基本病理变化。湿热阻滞气机，气机运行失畅，血脉经络不通，腰腹疼痛即作；热伤血络，血溢脉外，下走阴窍，则出现血尿；湿热蕴结膀胱，则尿频急涩痛；脾肾亏虚，水湿不化，痰瘀交阻，可出现肾积水、肾功能受损。

30.1.3 临床表现

上尿路结石可见突然发作的肾绞痛，剧痛难忍，面色苍白，伴恶心、呕吐，呈阵发性发作，多见于肾盂内小结石；或见腰腹部钝痛，疼痛可呈间歇性发作，多见于肾盂、肾盏内较大结石；疼痛由腰腹部放射至同侧睾丸和阴茎头，或阴唇和大腿内侧；有镜下血尿和肉眼血尿，以镜下血尿最为多见。单肾和双肾结石易发生急性、完全性梗阻，引起急性肾功能不全。

下尿路结石包括膀胱结石和尿道结石。膀胱结石见排尿突然中断，并感疼痛，可放射至阴茎头部和远端尿道，改变体位后可缓解症状。小儿可烦躁不安，并用手牵拉阴茎。尿道结石表现为突发性尿线变细、排尿费力、呈点滴状、尿流中断，甚至出现排尿障碍而发生急性尿潴留。有时伴排尿痛，并放射至阴茎头部。部分男性尿道结石可在阴茎或会阴部扪及。

30.1.4　诊断

(1) 上尿路结石

突发腰腹部阵发性绞痛，疼痛向会阴部放射，或仅为腰腹钝痛。患侧腰部叩击痛。镜下血尿或肉眼血尿。腹部 X 线平片多能发现结石的位置、大小和形态。如仍确诊困难，可结合其他影像学检查。

(2) 膀胱结石

排尿突然中断，并感到小腹疼痛且放射至阴茎头部和远端尿道，伴排尿困难和膀胱刺激症状。经改变体位后疼痛缓解可继续排尿。X 线平片、B 超检查可发现绝大多数结石，膀胱镜检查可直接看到结石。

(3) 尿道结石

小便不通或点滴而下，伴尿道刺痛。直肠指检可扪及后尿道结石，前尿道结石用手指可直接扪及。金属尿道探条可触及结石，X 线平片可确定结石的位置和大小。

30.2　磁疗技术在泌尿系统结石中的应用

30.2.1　技术一

磁疗部位　结石所在体表部位、痛点、肾俞、大肠俞、膀胱俞、三阴交、关元等。

治疗方法　贴敷法。用中、小磁片贴敷于治疗部位，贴敷穴位的磁片直径1cm 左右，贴敷结石体表部位的磁片直径 2～4cm，异名极前后对置，磁片表面磁场强度为 1200～2500Gs。

治疗时间　采用连续贴敷法。每次选用 2～3 个穴位，5 日交换 1 次穴位。

30.2.2　技术二

磁疗部位　结石所在体表部位。

治疗方法　磁极板法。将磁极板缝制在一条自制的布带中，并将磁极板对准结石对应腰骶部和对应腹部。

治疗时间　连续佩戴 20 日，休息 10 日，继续第 2 个疗程，直至痊愈。

30.2.3　技术三

磁疗部位　结石所在体表部位。

治疗方法　电磁法。采用低频交变电磁场、脉动电磁场，治疗磁头放置在治疗部位。

治疗时间　每次 20～30 分钟，每日 1 次。

30.2.4　技术四

磁疗部位　结石所在体表部位。

治疗方法　旋磁法。患者治疗前半小时先饮用 500ml 糖水或温开水。患者俯卧，采用旋磁治疗机，旋转磁头置结石相应腰骶部，磁块与旋转磁头相应对置于腹侧。注意磁头与磁块组合极向要呈异名极。静磁场 3500Gs、旋磁场 850Gs，先行静磁疗法，再行旋磁疗法。

治疗时间　静磁法每次 10 分钟，旋磁每次 30～40 分钟，每日 2 次。

30.2.5　技术五

磁疗部位　结石所在体表部位。耳穴取穴排石三角和特定穴肾、输尿管、膀胱等。

治疗方法　旋磁法配合磁珠压耳穴法。采用旋磁治疗机，将磁头置于治疗部位，同时在相应的穴位上加异名极磁场，磁强为 3500～4000Gs。旋转时大于1200Gs，每分钟转速 2500 转。磁珠压耳穴，隔日更换 1 次，左右交替进行。

治疗时间　旋磁法每次 40 分钟，每日 1 次。磁珠压耳穴每次 3～5 分钟，每日 3 次。

30.2.6　技术六

磁疗部位　患侧次髎，大肠俞为主，配以双侧足三里、肾俞。

治疗方法　旋磁法。采用旋磁治疗机，将磁头分别置于治疗部位。本法适用于输尿管结石。

治疗时间 每穴 20 分钟，每日 1 次。

30.2.7 技术七

磁疗部位 结石所在体表部位。配穴：肾俞、水分、膀胱俞、水道、关元。

治疗方法 旋磁法。采用旋磁治疗机，将磁头置于结石显影部位，并根据经络循行选择配穴，前后配合成立体感，进行磁场振动刺激。治疗前半小时饮水 300～500ml，或内服以八正散为主方的清热利尿通淋中药 1 剂 300ml，治疗后适当活动及饮水。

治疗时间 每次 30 分钟，每日 1 次。

30.2.8 技术八

磁疗部位 结石所在体表部位。

治疗方法 磁电按摩法。将磁电按摩器的橡皮头置于结石体表部位。

治疗时间 每次 20～30 分钟，每日 1 次。

30.2.9 技术九

磁疗部位 常用耳穴有肾、输尿管、皮质下、交感。

治疗方法 耳磁法。用 1～3mm 的磁珠贴敷于耳穴，磁珠磁场强度为 300～500Gs。

治疗时间 采用连续贴敷法。每日用手指轻轻揉压 2 次，每次 1～2 分钟。

30.2.10 技术十

治疗方法 磁处理水法。每天饮服磁处理水量，一般为 2500～3000ml。

治疗时间 早晨空腹服 1000ml，其余分次服用，最后一次不要迟于晚上 8 时。一般服用 3～6 个月。

30.2.11 技术十一

磁疗部位 肾俞、京门为主穴，配以足三里、三阴交。

治疗方法 磁吸针法。

治疗时间 每次留针 20 分钟，每日 1～2 次。

31　乳腺增生

31.1　乳腺增生概述

31.1.1　概念

乳腺囊性增生病，又称慢性囊性乳腺病、乳腺结构不良，是乳腺主质和间质不同程度的增生与复旧不全所致的乳腺结构在数量和结构上的异常。它是一种非炎症、非肿瘤的增生性病变。本病可归属于中医"乳癖"范畴。

31.1.2　病因病机

（1）西医病因病理

体内女性激素代谢障碍，尤其是雌激素、孕激素比例失调，以雌激素增高多见，使乳腺实质增生过度和复旧不全。部分乳腺实质成分中女性激素受体的质和量异常，使乳房各部分的增生程度参差不齐，导致导管、腺泡、间质不同程度的增生。

（2）中医病因病机

由于情志不遂，或受到精神刺激，导致肝气郁结，气机阻滞，思虑伤脾，脾失健运，痰浊内生，肝郁痰凝，气血瘀滞，阻于乳络而发；或因冲任失调，上则乳房痰浊凝结而发病，下则经水逆乱而月经失调。

31.1.3　临床表现

本病多见于青年及中年妇女，常伴有月经失调、流产史。突出的表现是乳房胀痛和肿块，部分患者疼痛与月经周期有关，往往在月经前疼痛加重，月经来潮后减轻或消失，有时整个月经周期都有疼痛。体检发现一侧或双侧乳腺有弥漫性增厚，可局限于乳腺的一部分，也可分散于整个乳腺，肿块呈颗粒状、结节状或片状，大小不一，质韧而不硬，增厚区与周围乳腺组织分界不明显。少数患者可有乳头溢液。

31.1.4　诊断

依据乳房胀痛、肿块、月经失调等临床表现和辅助检查做出诊断。辅助检查可见 X 线钼靶照相为边缘不清的阴影或有条索状组织穿越其间；B 超不均匀的低回声区。活检是最准确的诊断方法。

31.2 磁疗技术在乳腺增生中的应用

31.2.1 技术一

磁疗部位 肿块部位。

治疗方法 贴敷法。选择合适大小的磁片贴敷于治疗部位，磁片表面磁场强度为 1500 ~ 2000Gs。

治疗时间 采用连续贴敷法。

31.2.2 技术二

磁疗部位 乳根、归来、中极及肿块痛点。

治疗方法 贴敷法。将圆形磁片分别缝于治疗部位相应的内衣上，N 极面贴近皮肤，磁片表面磁场强度为 1500Gs。

治疗时间 每日连续使用 12 小时左右。

31.2.3 技术三

磁疗部位 乳根及肿块部位。

治疗方法 磁乳罩法。选用表面磁场强度为 1500 ~ 2500Gs 圆形磁片固定在双乳罩相当于乳根穴位上，活动磁片选用 1500 ~ 2000Gs 圆形磁片，固定在 30mm 圆铁皮中等边三角形的顶点上，用布包裹后插在与病变部位相应的乳罩上。

治疗时间 每日至少佩戴 8 小时。

31.2.4 技术四

磁疗部位 膻中、气户、期门、乳根、足三里及阿是穴。

治疗方法 乳腺磁贴法。将乳腺磁贴贴敷于治疗部位。

治疗时间 采用连续贴敷法，每 48 小时换贴。1 个月为 1 个疗程。

31.2.5 技术五

磁疗部位 肿块部位。

治疗方法 电磁法。采用低频交变电磁场，治疗磁头放置在治疗部位。

治疗时间 每次 20 分钟，每日 1 次。

31.2.6 技术六

磁疗部位 肿块部位。

治疗方法 旋磁法。采用旋磁治疗机，旋转磁头置于肿块部位，中度旋转。

治疗时间 每次15~20分钟，每日1次。

31.2.7 技术七

磁疗部位 肿块部位。

治疗方法 磁药物透入疗法。药物制备：柴胡20g，薄荷12g，郁金20g，当归20g，白芍25g，白术25g，生姜25g，茯苓30g，泽兰20g，桑叶20g，夏枯草20g，栀子25g，木香20g，王不留行15g，鸡血藤20g。用30%乙醇溶液1500ml浸泡密封1个月使用；提取药液时，每500ml中加入2%碘酒溶液10ml。患者平卧，药酒泡湿的纱布一块放于乳腺肿块上，另一块置距肿块3~7cm处，采用磁电经络仪，电极置于药酒纱布上，覆盖塑料布，用砂袋压电极固定，两电极中间或附近置一磁头紧贴皮肤表面，调节适当电流，患者感脉冲或麻扎、跳痛能忍为宜。

治疗时间 每次40分钟，每日1次。

31.2.8 技术八

磁疗部位 肿块部位。

治疗方法 磁药物透入疗法。药物制备：乳香、没药各20g，路路通、瓜蒌皮、海藻、昆布各30g，生牡蛎40g。上药捣碎，加75%乙醇溶液1000ml，浸泡15日。用时以棉签沾药液搽于患处。采用近红外热磁振治疗仪，磁头置于搽药液的患处，磁场转数为1500~3000转/分，温度为40~50℃，磁场强度为800~1000Gs。

治疗时间 每次20~30分钟，每日1~2次。

32　急性乳腺炎

32.1　急性乳腺炎概述

32.1.1　概念

急性乳腺炎是乳房的急性化脓性感染，以乳房的肿胀疼痛为主要临床表现。本病多见于哺乳期妇女，以初产妇为多，好发于产后 1 个月内。本病可归属于中医"乳痈"范畴。

32.1.2　病因病机

（1）西医病因病理

乳汁淤积是发生本病的基础。乳汁是理想的培养基，乳汁淤积将有利于入侵细菌的生长繁殖。它多见于乳头过小或内陷；乳汁稠浓；乳汁过多；乳头破损，因疼痛而哺乳减少，乳汁壅积；也可发生于断奶时。细菌入侵以金黄色葡萄球菌最为多见。乳头破损或皲裂，使细菌沿淋巴管入侵是感染的主要途径。细菌也可直接侵入乳管，上行至腺小叶而致感染。本病多数发生于初产妇，缺乏哺乳的经验。此外，女性产时劳累、出血及暂时营养不足导致抵抗力低下，易发生感染。

（2）中医病因病机

本病的发生与肝郁气滞、胃热壅滞、乳汁瘀滞有关。乳头属足厥阴肝经，肝主疏泄，能调节乳汁的分泌。若情志内伤，肝气不舒，厥阴之气失于疏泄，使乳汁发生壅滞而结块；郁久化热，热胜肉腐则成脓。乳房属足阳明胃经，乳汁为气血所生化，产后恣食肥甘厚味而致阳明积热，胃热壅盛，导致气血凝滞，乳络阻塞而发生痈肿。乳头破损或凹陷，影响哺乳，致乳汁排出不畅，或乳汁多而婴儿不能吸空，造成余乳积存，致使乳络闭阻，乳汁瘀滞，日久败乳蓄积，化热而成痈肿。

32.1.3　临床表现

临床上以乳房结块、红、肿、热、痛，伴有发热等全身症状，并容易发生传囊（继发的其他乳腺的转移性感染）为特征。随着炎症发展，患者可有寒战、高热、脉搏加快，常有患侧淋巴结肿大、压痛，白细胞计数明显增高。

初起呈蜂窝织炎样表现，乳房肿痛发胀，局部有压痛，皮色微红或不红，乳房内有时可触及肿块，可见发热恶寒，舌苔白，微黄，脉弦数。成脓期乳房肿势增大，皮肤发红焮热水肿，疼痛加剧，呈现持续性波动性疼痛，若肿势局限，中央变软，按之有波动感，则已形成脓肿。脓肿可以是单房也可发生传囊形成多房性。深部脓肿易形成乳房后脓肿，伴见壮热不退，舌苔黄，脉弦数。破溃脓出，热退，肿消痛止，渐渐愈合。若溃后痛不减，热不退，则很可能形成传囊、袋脓、瘘道之变。

32.1.4　诊断

根据患者多为哺乳期妇女，典型的临床表现，结合辅助检查进行诊断。

32.2　磁疗技术在急性乳腺炎中的应用

32.2.1　技术一

磁疗部位　肿块部位。

治疗方法　贴敷法。选择合适大小的磁片 2～4 片贴敷于治疗部位，磁片表面磁场强度为 800～1500Gs。

治疗时间　采用连续贴敷法。

32.2.2　技术二

磁疗部位　肿块部位。

治疗方法　磁极板疗法。适用于肿块面积较大者。将磁片表面磁场强度为 800～1500Gs 的数个磁片连成磁极板，置于治疗部位固定。

治疗时间　采用连续贴敷法。

32.2.3　技术三

磁疗部位　肿块部位。

治疗方法　磁乳罩法。本法适用于急性炎症基本消失后的肿块残留者。将磁片缝制在乳罩上相当于病变部位处。注意磁片位置对准患病部位。

治疗时间　每日至少佩戴 8 小时。

32.2.4　技术四

磁疗部位　阿是穴、期门、乳根、肩井、三阴交。

治疗方法 乳腺磁贴法。将乳腺磁贴贴敷于治疗部位，可配合使用电针疗法。

治疗时间 采用连续贴敷法，每 48 小时换贴。

32.2.5 技术五

磁疗部位 肿块部位。

治疗方法 电磁法。采用低频脉动电磁场，治疗磁头放置在治疗部位。

治疗时间 每次 15～25 分钟，每日 1 次。

32.2.6 技术六

磁疗部位 肿块部位。

治疗方法 旋磁法。采用旋磁治疗机，旋转磁头置于肿块部位。

治疗时间 每次 15～30 分钟，每日 1 次。

32.2.7 技术七

磁疗部位 肿块部位。

治疗方法 热旋磁法。一般取坐位，采用热旋磁治疗机，磁头置于乳房炎症部位并固定。调节磁盘转速控制在 1600～2800 转/分，调节温度 1 档或 2 档，以患者舒适为度。

治疗时间 每次 30 分钟，每日 1 次。

32.2.8 技术八

磁疗部位 肿块部位。

治疗方法 磁药物透入疗法。在炎症部位涂上化瘀通络的中药，其上置磁片或磁极板均可进行治疗。

治疗时间 每次 20～30 分钟，每日 1 次。

33　前列腺炎

33.1　前列腺炎概述

33.1.1　概念

前列腺炎是泌尿男性生殖系统的常见病，在 50 岁以下男性中最为常见，指前列腺特异性和非特异感染所致的急慢性炎症，从而引起的全身或局部症状。前列腺炎分为四型，即Ⅰ型（急性细菌性前列腺炎）、Ⅱ型（慢性细菌性前列腺炎）、Ⅲ型（慢性非细菌性前列腺炎及前列腺痛）和Ⅳ型（无症状性前列腺炎）。本病可归属于中医"淋证""尿浊""精浊"等范畴。

33.1.2　病因病机

（1）西医病因病理

Ⅰ型和Ⅱ型前列腺炎主要由细菌感染引起，Ⅰ型可经血行和经尿道逆行感染所致，Ⅱ型以逆行感染为主。致病菌包括大肠埃希菌、金黄色葡萄球菌、肺炎克雷伯菌、变形杆菌、假单胞菌属、棒状杆菌属及肠球菌菌属。Ⅲ型、Ⅳ型前列腺炎发病机制不明，致病菌有可能是无法确定的致病微生物，近年临床研究发现衣原体和支原体可能是慢性前列腺炎的主要致病菌。其发病与机体免疫状态相关。其他包括性激素、营养、泌尿系统感染史、紧张程度、精神因素、过敏性和性生活等，都是引起前列腺炎的潜在因素。

（2）中医病因病机

引起本病的病因主要包括外阴不洁、房室不节、忍精、饮酒、疲劳等。本病病机乃本虚标实，病位在精室，主要责之于肾。本虚主要是肾虚、脾虚、脾肾两虚。标实指湿热、血瘀、气滞、痰凝。最基本的病理特征是"郁"，气滞血瘀贯穿始终，湿热瘀结是主要病理改变，肝郁湿阻血瘀为主要矛盾，主要病理形式是肾虚湿热。急性者病机多为湿热蕴结精室，气血瘀滞，热胜肉腐为脓。慢性者病机多为肾虚、脾虚、脾肾两虚，不能固涩藏精。

33.1.3　临床表现

Ⅰ型：常突然发病，表现为寒战、发热、尿频、尿急、排尿痛、会阴部和耻骨上疼痛，可发生排尿困难或急性尿潴留。

Ⅱ型和Ⅲ型：多见疼痛和排尿异常。Ⅱ型表现为反复发作的下尿路感染。Ⅲ型主要表现为骨盆区域疼痛，见于会阴、阴茎、肛周部、尿道、耻骨部、腰骶部等部位。排尿异常表现为尿急、尿频、尿痛、夜尿增多等。慢性疼痛久治不愈，影响患者生活质量，并见性功能障碍、焦虑、抑郁、失眠、记忆力下降等。

Ⅳ型：无临床症状。

33.1.4 诊断

Ⅰ型：有典型的临床表现和急性感染史。直肠指诊前列腺肿大、触痛，局部温度升高，表面光滑，形成脓肿则有饱满或波动感。血和尿液检查白细胞数量增高，细菌培养阳性。

Ⅱ型和Ⅲ型：需详细询问病史、体检，此外应进行直肠指诊、尿液和前列腺按摩液常规检查和"两杯法"病原体定位试验。必要时行尿流率和残余尿测定、影像学等检查以明确诊断。

Ⅳ型：无症状，在前列腺按摩液、精液、前列腺按摩后尿液、前列腺组织病理检查时有炎性改变。

33.2 磁疗技术在前列腺炎中的应用

33.2.1 技术一

磁疗部位 中极、关元、三阴交、曲骨、会阴、足三里等。

治疗方法 贴敷法。选择合适大小的磁片贴敷于治疗部位，磁片表面磁场强度为 1000～1800Gs。

治疗时间 采用连续贴敷法。5 日交换 1 次穴位。

33.2.2 技术二

磁疗部位 会阴部。

治疗方法 磁极板疗法。将磁极板贴敷在治疗部位或自制一个磁极板兜袋固定在会阴部，磁极板正置于会阴。

治疗时间 采用连续贴敷法。

33.2.3 技术三

磁疗部位 关元、曲骨、会阴、前列腺穴，失眠者加贴三阴交（双），胃纳不佳者加贴足三里（双）。

治疗方法 磁贴法。将磁贴贴敷于治疗部位。每次贴治轮选其中 3 穴。

治疗时间 采用连续贴敷法，隔日换贴 1 次。连贴 7 次为 1 个疗程，疗程间停贴 3 日。

33.2.4 技术四

磁疗部位 下腹部、会阴部。

治疗方法 电磁法。采用脉动磁场，治疗磁头放置在治疗部位。

治疗时间 每次 15～30 分钟，每日 1 次。

33.2.5 技术五

磁疗部位 下腹部、会阴部。

治疗方法 电磁法。采用低频交变磁场，治疗磁头放置在治疗部位，磁场强度为 1000～2000Gs。配合温泉浸浴，水温 39～42℃。

治疗时间 电磁法每次 25 分钟，每日 1 次。浸浴法每次 15 分钟，每日 1 次。

33.2.6 技术六

磁疗部位 下腹部、会阴部。

治疗方法 电磁法。采用脉冲磁场，治疗磁头放置在治疗部位，磁场强度为 2000～6000Gs，频率 20～60 次/分。

治疗时间 每次 15～30 分钟，每日 1 次。

33.2.7 技术七

磁疗部位 中极、关元、三阴交、曲骨、会阴、足三里等。

治疗方法 旋磁法。采用旋磁治疗机，旋转磁头置于穴位上。

治疗时间 每次取 3～4 个穴位，每穴 5～10 分钟，每日 1 次。

33.2.8 技术八

磁疗部位 会阴部、尾骶部。

治疗方法 旋磁法。采用旋磁治疗机，治疗时一极置会阴部，另一极置尾骶部，使两磁面接触皮肤前后对准前列腺，表面磁场强度为 1250Gs。

治疗时间 每次 30 分钟，每日 1 次。

33.2.9 技术九

磁疗部位 三阴交、归来、水道、阴陵泉、气海、关元，可配用腹部穴和下肢穴。

治疗方法 磁电法。每组 2~3 个穴位 S 极接触皮肤，磁片连接脉冲治疗机，采用断续波或疏密波治疗，通电量由小逐渐加大，以患者感觉有电流刺激，并向上下传导而无刺激疼痛为准。

治疗时间 每次 30 分钟，每日 1 次。

33.2.10 技术十

磁疗部位 直肠腔内相当于前列腺处。

治疗方法 热磁疗法。患者侧卧，髋膝半屈曲，采用前列腺热磁理疗仪，治疗棒上套上避孕套并涂上石蜡油，经肛门轻轻插入 6~8cm，治疗棒预热 10 分钟，患者根据自己感觉可上下调节温度，温度控制在 39~42℃。

治疗时间 每次 40 分钟，每日 1 次。

33.2.11 技术十一

磁疗部位 秩边（双）。

治疗方法 综合疗法。磁极针法：选 S 极、N 极磁极针各 1 根，在单穴同时刺双针，针距 1~2mm，针尖向会阴部，进针 5~8cm，采用提插泻法。热磁疗法：采用前列腺热磁治疗仪，选用适当的磁头，先在 39℃预热 5 分钟后，将避孕套套在其上，外涂润滑脂，将磁头插入肛门，定温 42℃。

治疗时间 磁极针法每隔 10 分钟行针 1 次，留针 40 分钟；热磁疗法：每次 40 分钟，每日 1 次。

33.2.12 技术十二

磁疗部位 会阴部。

治疗方法 综合疗法。采用旋磁磁疗机，强度为 3000Gs，转速为 2800 转/分，旋转磁头放会阴部（耻骨联合下缘），中量。继用频谱治疗，暴露患者的下腹部及会阴部，灯距 30~50cm，或根据患者的耐受情况调节灯距，灯的中心正对耻骨联合的下缘及中医的任脉，曲骨穴、关元穴、强量。

治疗时间 旋磁疗法：每次 20 分钟，每日 1 次。频谱疗法：每次 10 分钟，每日 1 次。

33. 2. 13 技术十三

磁疗部位 会阴部。

治疗方法 综合疗法。热磁疗法：采用前列腺治疗仪，将套上肛套、涂有止痛胶的金属探头插入肛门 7～8cm，温度自动控制在 42～43℃，产生远红外线热疗和磁疗作用。前列腺内注射法：拔出探头后立即行经会阴药物前列腺内注射，患者取截石位，会阴消毒后，以肛门上 2cm 旁开中线 1cm 处为进针点，示指插入肛门内前列腺部作牵引，局麻后用 7 号腰穿针直入前列腺，证实已进入前列腺后注入药物。药物处方：首次用大观霉素 2.0g，以后改阿米卡星 0.4g 和地塞米松 5mg、糜蛋白酶 4000U、1% 普鲁卡因 1ml 双侧交替。

治疗时间 热磁疗法：每次 25 分钟，每日 1 次。前列腺内注射法：隔日 1 次。

34 胆石症

34.1 胆石症概述

34.1.1 概念

胆石症包括胆囊结石、肝外胆管结石及肝内胆管结石。其主要症状为腹痛、恶心、呕吐、畏寒、发热及黄疸。本病可归属于中医"胁痛""胆胀""腹痛"范畴。

34.1.2 病因病机

(1) 西医病因病理

胆囊因炎症或梗阻，影响胆囊内胆汁的排空，成为结石形成的基本条件。由于结石梗阻，胆囊内容物不能充分排出，胆汁中水分被吸收，则留下高浓度的胆盐析出结晶，形成结石。感染使胆汁成分发生改变，形成结石；感染使胆道组织狭窄，胆汁郁积，所以感染梗阻互为因果，恶性循环，加重病情。若胆汁内有脱落的上皮细胞、黏液块、细菌、炎性渗出物及异物等可能作为胆固醇沉淀的核心形成结石。胆结石多见于多次妊娠的妇女及中老年男性，由于血内胆固醇增高，胆汁排空缓慢，胆汁过于浓缩等改变，均使胆石形成。

(2) 中医病因病机

胆为六腑之一，储藏与疏泄胆液，与肝相表里，两者相调，"中清不泄"和"通降下行"为顺。胆石由肝胆失于疏泄，胆液壅滞而成。饮食失节，恣食肥甘，脾胃受困，运化失健，食郁、痰郁、湿郁，相互蕴结，转化成石；或因蛔虫上扰入膈，阻碍肝胆气机，久则蛔积成核，而转化为石；或因情志郁结，肝胆气滞，无以疏泄脾胃、大肠湿浊不化；另则气郁血瘀，日久成积，转化为石。

34.1.3 临床表现

(1) 胆囊结石

开始无明显症状，偶有轻微饭后饱胀，嗳气吞酸等。在进油腻食物后消化道症状常加剧。胆绞痛是典型的症状，痛在右上腹，阵发性绞痛，向右肩背部放射，伴恶心、呕吐。多数患者在夜间或脂餐后发作。查体右上腹压痛，肌紧张，有时可触及肿大的胆囊，Murphy 征阳性。

（2）肝外胆管结石

肝外胆管结石可分为原发性与继发性两种，以前者居多数。其临床表现主要取决于有无梗阻和感染。若结石阻塞胆管并继发胆管炎则会出现典型的 Charcot 三联征，即腹痛、黄疸和寒战与高热。多数患者有胆绞痛。绞痛部位在剑突下和右上腹部，呈阵发性刀割样，常向右后肩背部放射，伴恶心、呕吐。胆绞痛常发生在进食油脂和体位改变后，身体的颠簸也可诱发胆绞痛。约 70% 患者胆绞痛发作后出现寒战高热。胆管结石阻嵌于壶腹部而不能松解时，在胆绞痛和高热后可出现黄疸。随着结石移动漂浮上移，或结石排入十二指肠，患者可以随着绞痛的缓解黄疸亦渐消退。查体剑突下和右上腹部有深压痛，如感染炎症较重可有右侧腹肌紧张，出现腹膜刺激征。肝区有叩击痛。

（3）肝内胆管结石

急性发作时肝区疼痛，发冷发热，体温为弛张热型，轻度黄疸，肝脏不对称增大，肝区叩击痛；在不发作期间症状不典型，表现为上腹隐痛、恶心、嗳气、反酸、食欲缺乏等，或者无任何症状。

34.1.4　诊断

根据病史、临床表现，结合辅助检查进行诊断。本病首选 B 超检查。CT 检查、逆行胆管造影也可助诊。有急性感染时，白细胞中性粒细胞增多，有黄疸时血胆红素增高。此外，还可有肝功能异常。

34.2　磁疗技术在胆石症中的应用

34.2.1　技术一

磁疗部位　期门、日月、阳陵泉、内关、足三里、阿是穴、曲池、胆囊穴、胆俞。

治疗方法　贴敷法。选择合适大小的磁片贴敷于疼痛明显处、胆囊肿胀处或穴位，磁片表面磁场强度为 800～1500Gs。

治疗时间　采用连续贴敷法。每次 2～3 对穴，5～7 日交换 1 次穴位。

34.2.2　技术二

磁疗部位　中渎、期门、胆俞、太冲、阳陵泉、阴陵泉、蠡沟、日月、阿是穴。

治疗方法 贴敷法。选择合适大小的磁片贴敷于穴位，日月和胆俞可以用对置法敷贴，日月敷贴磁片的北极，胆俞敷贴磁片的南极；阴陵泉和阳陵泉可以用对置法敷贴，阴陵泉敷贴磁片的北极，阳陵泉敷贴磁片的南极。

治疗时间 采用连续贴敷法。

34.2.3　技术三

磁疗部位 胆囊部位。
治疗方法 磁极板疗法。将磁极板自制成腹带，磁极板正置于患病部位。
治疗时间 采用连续贴敷法。

34.2.4　技术四

磁疗部位 常用耳穴有皮质下、脾、交感、胰、胆、肝。
治疗方法 耳磁法。用磁珠或3mm直径小磁片贴敷于穴位。
治疗时间 采用连续贴敷法，每次贴2~3个穴位，1周交换1次穴位。每日用手指轻轻揉压2次，每次1~2分钟。

34.2.5　技术五

磁疗部位 疼痛明显处和胆囊肿胀区。
治疗方法 电磁法。将电磁机的治疗磁头放置在治疗部位。
治疗时间 每次20~30分钟，每日1次。

34.2.6　技术六

磁疗部位 期门、日月、阳陵泉、内关、足三里、阿是穴、曲池、胆囊穴、胆俞。
治疗方法 旋磁法。采用旋磁治疗机，旋转磁头置于穴位上。
治疗时间 每次取2~3个穴位，每穴5~10分钟，每日1次。

34.2.7　技术七

磁疗部位 胆囊的体表投影区。
治疗方法 旋磁法。采用旋磁治疗机，旋转磁头置于治疗部位。
治疗时间 每次30分钟，每日1次。

34.2.8　技术八

磁疗部位 胆囊体表投影处或疼痛最明显部位。

治疗方法　综合疗法。旋磁法：采用高强磁场的旋磁仪，磁头置于患者胆囊体表投影处，紧贴皮肤，若患者右上腹有疼痛，可将磁头置于疼痛最明显的部位，磁头转速为 2500 转/分。配合耳磁法：磁珠压耳穴（肝、胆、脾、交感、胰等有关穴位）。磁珠以小方块胶布固定。

治疗时间　旋磁法：每次 30 ~ 40 分钟，每日 1 次。耳磁法：隔日更换 1 次，两耳交替。

34.2.9　技术九

磁疗部位　胆囊体表投影处或剑突下。

治疗方法　综合疗法。旋磁法：采用旋磁治疗机，患者取右侧卧位，将旋转磁头固定于磁疗部位，磁头静止磁场强度在 3500Gs 以上，接通电源后磁头转速在 1600 ~ 2800 转/分；旋转平均磁场为 800 ~ 1000Gs。配合耳磁法：选用直径 1.2 ~ 2.0mm 大小磁珠，将磁珠固定在双耳常规穴位（胰、胆、肝）和 5 个排石三角（迷根三角、神门三角、耳垂三角、循环三角和带三角）。

治疗时间　旋磁法：每处 15 ~ 20 分钟，每日 1 次。耳磁法：隔日更换 1 次。每日饭后半小时或疼痛时轻轻揉按磁珠 2 ~ 3 次，每次 10 分钟左右。

34.2.10　技术十

磁疗部位　肝胆部位。

治疗方法　综合疗法。旋磁法：采用旋磁治疗机，将旋转磁头固定于治疗部位。配合耳磁法：将磁珠固定在双耳穴位（以肝、胆、十二指肠、松肌点、眼、耳尖、胸外、交感等为主穴，痛者加取神门、皮质，恶心、呕吐加取胃、食管，头晕目胀加肝阳$_1$、肝阳$_2$，便秘者加便秘点）。磁珠以小方块胶布固定。

治疗时间　旋磁法：每次 20 ~ 30 分钟，每日 1 次。耳磁法：隔日更换 1 次，两耳交替。

34.2.11　技术十一

磁疗部位　胆囊体表投影处。

治疗方法　综合疗法。旋磁法：采用旋磁治疗机，患者取坐位或半卧位，医生右手将旋磁仪磁头置患者右胁下胆囊区，按顺时针方向轻轻揉按，然后嘱患者右足向前方蹬出，使磁头再回到肝胆区。配合耳磁法：在耳尖下区取 3 穴（趾、趾旁开 1 寸各取 1 穴），耳三角区取 3 穴（神门、交感、角窝），耳垂部 3 穴（眼、眼旁开 1 寸各取 1 穴），耳屏前区取 3 穴（鼻、鼻旁开 1 寸各取 1 穴），耳背部 3 个凹处取 3 穴（肾、肺、心）。以上各区的穴位每次分别选用 3 个区 9 个穴位，另加用肝胆、内分泌穴贴上磁珠。可配合口服中药。

治疗时间　旋磁法：每次 20～30 分钟，每日 1 次。耳磁法：2～3 日交换 1 次，两耳交替。

34.2.12　技术十二

磁疗部位　常用耳穴：交感、神门、皮质下、肝、胆、内分泌、脾、耳迷根。有腹胀者配胃、大肠、小肠；便秘者配便秘点，血压高配降压沟。

治疗方法　综合疗法。耳磁法：采用磁珠，取小胶布块，将磁珠贴于一侧耳穴上。电磁法：采用脉冲胆道治疗仪，波形选择疏密波，取穴同上。

治疗时间　耳磁法：每次取 3～4 个穴，两耳交替。电磁法：每次 10 分钟，隔日交替治疗。

34.2.13　技术十三

磁疗部位　常用耳穴：交感、神门、皮质下、肾、肝、胆、大肠、小肠、内分泌、三焦、脾、胃、耳迷根。大便秘结者去神门，大便稀溏者去皮质下。

治疗方法　耳磁针法。选数根 32 号皮内针放入小型玻璃皿内，用 75% 乙醇溶液浸泡后盖严，再将条形磁铁的一极垫在玻璃皿下使针被磁化。患者取坐位。常规消毒耳郭内外侧，后用血管钳夹住皮内针柄刺入所选耳穴，耳迷根穴贴头皮刺入，深度以针身全部刺入为宜，再用胶布固定。

治疗时间　每日 1 次，两耳交替。

34.2.14　技术十四

治疗方法　磁处理水法。每日饮服磁处理水量，一般为 1000～2000ml。
治疗时间　分次服用。

35　小儿腹泻

35.1　小儿腹泻概述

35.1.1　概念

小儿腹泻是一组由多病原、多因素引起，以大便次数比平时增多及大便性状有改变（如稀便、水样便、黏液便或脓血便）为特点的儿童常见病。它多发生在夏秋季节，以6个月至2岁婴幼儿多见，是造成小儿营养不良、生长发育障碍及死亡的主要原因之一。小儿腹泻为儿科重点防治的四大病之一。本病可归属于中医"泄泻"范畴。

35.1.2　病因病机

（1）西医病因病理

腹泻的病因主要有感染性和非感染性两大类，而以感染性为多。感染因素包括病毒、细菌、真菌、寄生虫，以前两者多见，尤其是病毒。非感染因素主要为饮食因素，其次气候突然变化，腹部受凉或天气过热易诱发腹泻。婴幼儿消化系统发育不成熟、机体防御功能较差及其体液分布特点是发生腹泻的内在因素。腹泻并非由某种单一机制引起，而是在多种机制共同作用下发生的。腹泻包括因肠腔内存在大量不能吸收的具有渗透活性的物质导致者为"渗透性"腹泻；因肠腔内电解质分泌过多导致者为"分泌性"腹泻；因炎症所致的液体大量渗出者为"渗出性"腹泻；因肠道功能运动异常导致者为"肠道功能运动异常"腹泻。

（2）中医病因病机

外感风、寒、暑、热诸邪常与湿邪相合而致泻，由于时令气候不同，长夏多湿，故外感泄泻以夏秋季节多见，其中又以湿热泻最常见，风寒致泻则四季均有。小儿脾常不足，饮食不知自节，若哺乳不当，饮食失节或不洁，皆能损伤脾胃，发生泄泻。小儿素体脾虚，或久病迁延不愈，脾胃虚弱，胃弱则腐熟无能，脾虚则运化失职，不能分清别浊，清浊相干并走大肠，而成脾虚泄泻。脾虚致泻者，一般先耗脾气，日久则损及于肾，造成脾肾阳虚，温煦失职，水谷不化，并走肠间致脾肾阳虚泻。

35.1.3 临床表现

起病可急可缓，大便次数增多，量增加，性质改变，一天大便多在 10 次以下，呈黄色或黄绿色，稀糊状或蛋花样、有酸臭，可混有少量黏液及未消化的奶块，大便镜检可见大量脂肪球。除偶有恶心、呕吐外，无中毒症状，无水、电解质紊乱，多在数日内痊愈。重型腹泻除较重的胃肠道症状外，常有较明显的脱水、电解质紊乱和全身中毒症状。

35.1.4 诊断

凡大便形状有改变如稀便、水样便、黏液便或脓血便及大便次数增多，即可诊断为小儿腹泻。还应判断脱水程度和性质，有无电解质紊乱和酸碱平衡失调。感染性腹泻见于任何年龄的小儿。大便镜检有较多白细胞或红细胞，培养可有致病性大肠埃希菌、空肠弯曲菌、小肠结肠耶氏菌等。可疑病毒感染者，特别是轮状病毒，电镜检查病毒颗粒或酶联免疫吸附试验（ELISA），可获阳性结果。非感染性腹泻多见于婴幼儿，可有喂养不当史，或肠道外感染，年长儿可因吸收不良、慢性消化功能紊乱等所致。大便多含不消化食物、脂肪球，偶见白细胞。

35.2 磁疗技术在小儿腹泻中的应用

35.2.1 技术一

磁疗部位 天枢、中脘、止泻、足三里、神阙、四缝、脾俞。
治疗方法 贴敷法。选择合适大小的磁片贴敷于穴位，磁片表面磁场强度为 600～1200Gs。
治疗时间 采用连续贴敷法。

35.2.2 技术二

磁疗部位 天枢（双）。
治疗方法 贴敷法。用 0.5cm 磁性较强的圆形磁片两片分别贴在患儿脐中旁开 2 寸的天枢穴，再用约 5cm 的一条胶布将其固定。
治疗时间 采用连续贴敷法。1 个疗程为 3 日。

35.2.3 技术三

磁疗部位 脐部。

治疗方法 红外药磁贴疗法。将患儿脐部皮肤清洁干净，将红外药磁蕊黏附于备用胶布粘纸中心，以药磁蕊对准脐部黏附固定。

红外药磁贴由红外药磁蕊和透气压敏胶布纸两部分组成。药磁蕊由无毒材料制成的柔软圆盘状药托、永磁体、远红外陶瓷粉及中药软膏构成。永磁体安装在药托中心设置的定位孔内，磁体表面及外周为远红外陶瓷粉和中药制成的软膏剂。药磁蕊中心表面磁场强度≥3000Gs，红外辐射波长4~12μm。中药软膏主要成分由吴茱萸、砂仁、丁香、黄连等。将丁香等药物混合粉碎过筛成细粉备用，其余诸药混合粉碎成粉状，加入温度180℃麻油内煎炸15分钟，自然冷却至70℃时加入备用药粉及定量远红外线陶瓷粉，至温度40℃时将定量蜂蜡、助透剂及防腐剂加入其内，并注意搅拌均匀，自然冷却后装入药托内密封保存，每贴药磁蕊装药量0.8g。

治疗时间 采用连续贴敷法。2日1贴，4日为1个疗程。

35.2.4 技术四

磁疗部位 脐部。

治疗方法 电磁法。采用低频交变磁场、脉动磁场，将电磁机的治疗磁头放置在治疗部位。

治疗时间 每次20~30分钟，每日1次。

35.2.5 技术五

磁疗部位 神阙、足三里、止泻穴。

治疗方法 电磁法。运用低频电磁综合治疗机，采取穴位照射方法，先开机预热20分钟，取穴神阙、足三里、止泻穴，辐射部皮肤距离辐射板30~40cm，局部皮肤出现充血发红为度。

治疗时间 每穴20~30分钟，每日1次。

35.2.6 技术六

磁疗部位 天枢、止泻、足三里、神阙、脾俞、气海。

治疗方法 旋磁法。采用旋磁治疗机，旋转磁头置于穴位上。

治疗时间 每次取2~3个穴位，每穴5~10分钟，每日1次。

35.2.7 技术七

磁疗部位 神阙、天枢（双）。

治疗方法 旋磁法。采用旋磁治疗机，转速为2800转/分，旋转磁场强度为

800Gs，磁头直径 11cm，将磁头置于治疗部位。

治疗时间 每次 30 分钟，每日 1 次。

35.2.8 技术八

磁疗部位 神阙、止泻、脾俞穴位，发热加大椎穴，呕吐加内关穴。

治疗方法 旋磁法。采用旋磁治疗机，转速为 2400 转/分，将磁头置于治疗部位，可配合超短波治疗。

治疗时间 每穴 5~8 分钟，每日 1 次。

35.2.9 技术九

磁疗部位 脾俞、胃俞、天枢、中脘、足三里、三阴交。

治疗方法 磁圆针法。左手固定穴位，右手执磁圆针，用雀啄法叩击穴位，叩击频率为 40~60 次/分。

治疗时间 每穴 3 分钟，每日 1 次。3 次为 1 个疗程。

35.2.10 技术十

磁疗部位 伤食型者补脾、肾、小肠、背俞，平补平泻督脉、带脉、腹募穴，泻任脉、心包、肺、大肠、胃；寒湿型者补督脉、脾、胃、肾、小肠、背俞（呕吐者则平补平泻胃），泻任脉、肺、大肠；湿热型者补脾、肾、小肠、膀胱，泻督脉、任脉、胃、肺、大肠、心包，脾虚者补任脉、督脉、脾、胃、肾、膀胱、小肠，泻肺、大肠；脾肾阳虚型治疗同脾虚型。

治疗方法 磁圆针法。磁圆针叩击相关经络穴位。

治疗时间 每穴 3 分钟，每日 1 次。

35.2.11 技术十一

磁疗部位 天枢、足三里、脾俞、大肠俞。

治疗方法 磁药物透入法。采用药物磁疗仪，将中药材治疗带（白术、党参、大黄、藿香等药物）缚于相关穴位，治疗带表面圆圈标志应对准穴位。

治疗时间 每次 20 分钟，每日 2 次。

36 遗尿

36.1 遗尿概述

36.1.1 概念

遗尿是指 3 岁以上的小儿无神经系统或泌尿生殖系统器质性疾病,夜间睡眠中无意识地排尿。本病发病男孩高于女孩,部分有明显的家族史。病程较长,或反复发作,重症病例白天睡眠也会发生遗尿,严重者产生自卑感,影响身心健康和生长发育。

36.1.2 病因病机

(1) 西医病因病理

有很多原因可导致遗尿的发生,也可为多种因素共同作用的结果。遗尿主要原因有遗传因素;发育迟缓,如儿童丘脑和垂体发育滞后、抗利尿激素夜间分泌减少或夜间尿量增多,这种功能性膀胱容量减少与夜间尿量不相匹配是遗尿的重要原因;或因患儿膀胱极度活跃,自主收缩频繁且幅度大;或继发于泌尿系统感染或梗阻;此外与神经功能异常、心理因素有关。

(2) 中医病因病机

遗尿的发病机制主要在膀胱失于约束,与肺、脾、肾功能失调,以及三焦气化失司都有关系。其主要病因为肾气不固、脾肺气虚、肝经湿热。肾气不固是遗尿的主要病因,多由先天禀赋不足,使元气失充,下元虚冷,不能温养膀胱,膀胱气化功能失调,闭藏失职而为遗尿;或因素体虚弱,屡患咳喘泻利,或大病之后,脾肺俱虚,脾虚运化失职,不能转输精微,肺虚治节不行,通调水道失职,三焦气化失司,则膀胱失约而成遗尿。若脾虚失养,心气不足,或痰浊内蕴,困蒙心神,亦可使小儿夜间困寐不醒而遗尿;或因平素性情急躁,所欲不遂,肝经郁热,或肥胖痰湿之体,肝经湿热蕴结,疏泄失常,影响三焦水道的正常通利,湿热迫注膀胱而致遗尿。此外,亦有小儿自幼缺少教育,没有养成夜间主动起床排尿的习惯,任其自遗,久而久之形成习惯性遗尿。

36.1.3 临床表现

3 岁以上的小儿不能自主控制排尿，经常睡中小便自遗，醒后方觉。轻者数日一次，重者可一夜数次。病程较长，或反复发作，重症病例白天睡眠也会发生遗尿。

36.1.4 诊断

发病年龄在 3 周岁以上，患儿睡眠较深，不易唤醒，每夜或隔天发生尿床，甚则每夜遗尿数次者。X 线检查，部分患儿可发现隐性脊柱裂，或行泌尿道造影见畸形。尿常规及尿培养无异常发现。

36.2 磁疗技术在遗尿中的应用

36.2.1 技术一

磁疗部位 中极、肾俞、石门、气海、关元、三阴交。

治疗方法 贴敷法。选择合适大小的磁片贴敷于穴位，磁片表面磁场强度为 700 ~ 1500Gs。

治疗时间 采用连续贴敷法。

36.2.2 技术二

磁疗部位 百会、关元、中极、足三里、三阴交。

治疗方法 贴敷法。选择合适大小的磁片贴敷于穴位，磁片表面磁场强度为 700 ~ 1500Gs。

治疗时间 采用连续贴敷法。

36.2.3 技术三

磁疗部位 肾俞、膀胱俞、三焦俞、三阴交。

治疗方法 贴敷法。选择合适大小的磁片贴敷于穴位，三焦俞和肾俞可以采用并置法，用极名相同的两个磁片敷贴，可以加强疗效。

治疗时间 采用连续贴敷法。

36.2.4 技术四

磁疗部位 主穴取夜尿点（位于手掌面小指末节横纹中点；脚掌面小趾跖趾

关节横纹中点），双手双足共 4 点。配穴取百会、气海，耳穴取神门。

治疗方法 贴敷法。用 75% 乙醇棉球消毒穴位，取直径 2mm，含磁量 300Gs 的磁珠 4 枚，分别贴敷于一侧手足之夜尿点上（两侧手足穴位交替贴敷），另 2 枚磁珠分别贴敷于双耳的神门穴上，胶布固定。配合百会、气海穴处艾条悬灸 15 分钟。

治疗时间 采用连续贴敷法，以上各穴每日按压 3 次，每次 5 分钟，以穴处有酸胀痛热的感觉为度，3 日后取下磁珠。每周治疗 2 次。

36.2.5　技术五

磁疗部位 神阙、气海、肾俞（双侧）、三阴交（双侧）。
治疗方法 磁贴法。将以上 6 穴分成 2 组，每组 3 穴，交替外敷磁贴。
治疗时间 采用连续贴敷法。磁贴每 3 日更换 1 次。

36.2.6　技术六

磁疗部位 肾俞、命门、志室、气海、关元、三阴交。
治疗方法 磁贴法。将磁贴贴于穴位处（交替使用），轻揉点按 20 分钟，局部见潮红则停止。
治疗时间 采用连续贴敷法。每日轻揉磁疗部位 3 次，每次 30 下左右。

36.2.7　技术七

磁疗部位 常用耳穴有神门、肾、膀胱、肝、皮质下、脑点。
治疗方法 耳磁法。以直径 2mm 的磁圆珠置于 0.8cm×0.8cm 的胶布上，贴压耳穴。按压磁珠，以耳部出现胀、痛感为最佳。
治疗时间 双耳交替贴按，隔日换 1 次磁珠。按压耳穴每日 4 次。

36.2.8　技术八

磁疗部位 中极、关元，归来、三阴交。
治疗方法 电磁法。采用电磁治疗机，磁场强度为 650～1100Gs，患儿取仰卧位，将双磁头线接通磁疗机后，置于穴位上。
治疗时间 每穴 15 分钟，每日 1 次。

36.2.9　技术九

磁疗部位 中极、肾俞、石门、气海、关元、三阴交。
治疗方法 旋磁法。采用旋磁治疗机，旋转磁头置于穴位上。

治疗时间 每次取 2~3 个穴位，每穴 5~10 分钟，每日 1 次。

36.2.10 技术十

磁疗部位 关元、肾俞（双）。

治疗方法 旋磁法。采用旋磁治疗机，旋转转速为 2000~2200 转/分，将磁头对准穴位并与皮肤进行同心圆旋转。

治疗时间 每次 15~20 分钟，每日 1 次。

36.2.11 技术十一

磁疗部位 下腹三角区。

治疗方法 磁膏药法。先行按摩下腹三角区：右手中指置于中极穴，示指和环指置于中极穴旁 1 寸处，顺时针按摩 5 分钟，然后按揉两侧腰俞 2 分钟，按揉后将磁膏药贴于中极和 17 椎穴。

治疗时间 隔日 1 次。

36.2.12 技术十二

磁疗部位 中极、肾俞、石门、关元、三阴交。

治疗方法 磁药物透入法。将活血芳香渗透性强的酊剂涂于治疗穴位，将磁片贴敷其上。

治疗时间 采用连续贴敷法。10 日为 1 个疗程，疗程间隔 3 日。

37 盆腔炎

37.1 盆腔炎概述

37.1.1 概念

盆腔炎是指女性上生殖道及其周围结缔组织、盆腔腹膜发生的一组感染性疾病，主要包括子宫内膜炎、输卵管炎、输卵管卵巢脓肿和盆腔腹膜炎。炎症可局限于一个部位，也可同时累及几个部位，最常见的是输卵管炎。本病多发生在性活跃期、有月经的妇女，初潮前、绝经后或未婚者很少发生。若未能得到及时正确治疗，则可由于盆腔粘连，输卵管阻塞，导致不孕、输卵管妊娠、慢性盆腔痛及炎症反复发作等后遗症，严重影响妇女健康。本病可归属于中医"癥瘕""带下""痛经""腹痛"等范畴。

37.1.2 病因病机

(1) 西医病因病理

引起盆腔炎的病原体主要为葡萄球菌、大肠埃希菌、厌氧菌、性传播的病原体。产后或流产感染、宫腔内手术操作术后感染、经期卫生不良、邻近器官的炎症直接蔓延也是引起急性盆腔炎的主要病因。急性盆腔炎可使机体发生急性子宫内膜炎及急性子宫肌炎、急性输卵管炎、输卵管积脓、输卵管卵巢脓肿、急性盆腔结缔组织炎、急性盆腔腹膜炎、败血症及脓毒血症等。慢性盆腔炎常为急性盆腔炎未能彻底治疗，或患者体质较差，病程迁延所致，它可使机体发生慢性输卵管炎与输卵管积水、输卵管卵巢炎及输卵管卵巢囊肿、慢性盆腔结缔组织炎。

(2) 中医病因病机

急性盆腔炎多在产后、流产后、宫腔手术处置后，或月经期卫生保健不当之际，邪毒乘虚侵袭，稽留于冲任及胞宫脉络，与气血相搏结，邪正交争，而发热疼痛，邪毒炽盛则腐肉酿脓，或瘀血与湿热内结，滞于少腹而致。慢性盆腔炎多由于经行产后，胞门未闭，风寒湿热之邪，或虫毒乘虚内侵，与冲任气血相搏结，蕴结于胞宫，反复进退，耗伤气血，虚实错杂，往往缠绵难愈。

37.1.3 临床表现

(1) 急性盆腔炎

下腹疼痛，伴发热，病情严重者可有高热、寒战、头痛、食欲缺乏及阴道分泌物增多，常呈脓性，有秽臭；有腹膜炎时，可见恶心、呕吐、腹胀、腹泻；如有脓肿形成，下腹可有包块或局部刺激症状。包块位于前方，膀胱受到刺激，则有尿频、尿痛或排尿困难。包块位于后方，直肠受压则可见排便困难、腹泻或有里急后重感。常有月经期不注意卫生，产褥期感染，宫腔、宫颈、盆腔手术创伤史，或盆腔炎症反复发作病史。

(2) 慢性盆腔炎

有盆腔炎反复发作史，有生产、流产、妇科手术、月经期不洁等病史，或邻近器官的炎症病变。常见症状为下腹痛、发热、阴道分泌物增多。腹痛呈持续性、活动或性交后加重。全身症状多不明显，有时可有低热，易感疲乏。

37.1.4 诊断

(1) 急性盆腔炎

病史以及临床表现有高热、腹痛、带下增多等症状，妇科检查有急性盆腔炎体征。

(2) 慢性盆腔炎

有急性盆腔炎病史，临床表现有反复下腹及腰骶酸痛，带下增多，或不孕等症状，妇科检查有子宫后位，活动受限，双侧附件增厚、压痛，或有肿块。

37.2 磁疗技术在盆腔炎中的应用

37.2.1 技术一

磁疗部位 关元、肾前、中极、三阴交。

治疗方法 贴敷法。选择合适大小的磁片贴敷于穴位，磁片表面磁场强度为1000～2000Gs。

治疗时间 采用连续贴敷法。

37.2.2 技术二

磁疗部位 下腹部压痛处。

治疗方法 电磁法。采用低频交变磁场或脉动磁场，将磁头置于治疗部位。

治疗时间 每次 20 ~ 30 分钟，每日 1 次。

37.2.3 技术三

磁疗部位 关元、肾前、中极、三阴交。

治疗方法 旋磁法。采用旋磁治疗机，旋转磁头置于穴位上。

治疗时间 每穴 5 ~ 10 分钟，每日 1 次。

37.2.4 技术四

磁疗部位 阴道后穹隆。

治疗方法 旋磁法。采用旋磁光子热疗仪，患者先将尿排尽，除去身上金属物，下腹只穿纯棉内裤，仰卧于治疗床上，在下腹部耻骨联合上垫一 0.9% 氯化钠溶液湿纱布，固定腹部电极板于湿纱布上，将腔内电极消毒后，经阴道口放置于阴道后穹隆，开机治疗，导入电极 5 ~ 7V，治疗温度 37 ~ 46℃，腔内电极振动频率为 6500 ~ 8000 转/分。

治疗时间 每次 30 分钟，每日 1 次。

37.2.5 技术五

磁疗部位 盆底。

治疗方法 磁疗椅疗法。采用盆底磁疗椅，治疗前排空膀胱，卸掉随身携带的金属物品（安置节育环者事先取环），患者坐于磁疗椅上，使臀部位于磁疗椅中央。开机插入磁卡，根据患者主观耐受程度调节脉冲电磁波强度。配合康复消炎栓轻塞入肛门 5 ~ 7cm。

治疗时间 每次 20 分钟，每日 1 次。7 日为 1 个疗程，避开行经期。

37.2.6 技术六

磁疗部位 下腹部。

治疗方法 磁药物透入法。将五加皮 12g，千年健 6g，防风 12g，透骨草 30g，赤芍 12g，独活 9g，艾叶 12g，桑寄生 12g，乳香 6g，红花 3g，当归 12g，没药 12g，川椒 6g，川羌活 12g，血竭 6g 煎熬浓汁，将两层纱布（200cm²）浸泡于浓汁中数分钟，放置于下腹部，外裹一层保鲜膜以防药汁外渗。将磁气加振式温热治疗器安放于保鲜膜上，温度调整为 40 ~ 50℃。

治疗时间 每日 1 次。2 周为 1 个疗程，月经期停用。

37.2.7 技术七

磁疗部位 下腹部。

治疗方法 磁药物透入法。低频振动电磁治疗仪，随机所带复方中药贴片主要含蒲公英、鱼腥草、紫花地丁、黄芩、黄柏、鸭跖草、红藤、败酱草、延胡索等中药成分制作而成，将其贴于治疗部位。磁头置于贴片上。

治疗时间 每次30分钟，每日1次。

38 痛经

38.1 痛经概述

38.1.1 概念

凡在月经期及行经前后，出现明显的小腹部痉挛性疼痛、坠胀或腰酸痛等不适，影响生活和工作者，称为痛经。痛经可分为原发性和继发性两种，原发性痛经是指生殖器官无器质性病变，多见于青春期少女、未婚或未育者，又称为功能性痛经；继发性痛经多由盆腔器质性疾病（如子宫内膜异位症、盆腔炎或宫颈狭窄、宫内异物等）所致。本病可归属于中医"经行腹痛""经期腹痛""经痛"等范畴。

38.1.2 病因病机

（1）西医病因病理

子宫过多倾曲，经血流出不畅；子宫发育不良造成组织缺氧；子宫内膜整块脱落，排出不畅，均可致痛经。前列腺素含量升高也引起子宫痉挛性收缩而导致痛经。此外，焦虑、恐惧及生化代谢物质均可通过中枢神经系统刺激盆腔神经纤维而引起疼痛。

（2）中医病因病机

痛经的发生与冲任、胞宫的周期性生理变化密切相关，主要病机在于邪气内伏或精血素亏，加之经期前后冲任二脉气血的生理变化急骤，导致冲任、胞宫气血运行不畅，"不通则痛"，或冲任、胞宫失于濡养，而致"不荣则痛"。其病位在冲任、胞宫，变化在气血。

38.1.3 临床表现

本病多发生在经前或经期1~2日，下腹部疼痛是痛经的主要症状，呈阵发性坠胀疼痛甚或痉挛性绞痛，严重疼痛可牵涉腰骶、外阴、肛门等部位，疼痛时间数小时至2~3日不等，随后逐渐减轻至消失，经后亦有发生者。常伴有恶心、呕吐、面色苍白、冷汗淋漓、坐卧不宁、四肢厥冷等全身症状。腹部检查无明显阳性体征。

38.1.4 诊断

经行期间有下腹部疼痛史，周期性发生，常在精神过度紧张，月经期、产后冒雨涉水，或过食寒凉情况下发生。妇科检查无明显阳性体征，子宫内膜及经血中的前列腺素含量明显增高。

38.2 磁疗技术在痛经中的应用

38.2.1 技术一

磁疗部位 关元、中极、肾前、三阴交。

治疗方法 贴敷法。选择合适大小的磁片贴敷于穴位，磁片表面磁场强度为500～1500Gs。

治疗时间 采用连续贴敷法。

38.2.2 技术二

磁疗部位 中极、关元、血海、三阴交、地机。

治疗方法 贴敷法。选择合适大小的磁片贴敷于穴位，磁片表面磁场强度为500～1500Gs。

治疗时间 采用连续贴敷法。

38.2.3 技术三

磁疗部位 十七椎、合阳穴。

治疗方法 贴敷法。选择合适大小，表面磁场强度为500～1500Gs磁片贴敷于穴位。

治疗时间 采用连续贴敷法。

38.2.4 技术四

磁疗部位 双侧三阴交穴、血海穴。

治疗方法 贴敷法。应用表面磁场强度为1000～2000Gs的磁片贴敷于双侧三阴交穴、血海穴，继发性痛经者另在下腹部同名极并置法贴敷4～8片。

治疗时间 采用连续贴敷法。贴敷均在经前1周开始至整个行经期结束为1个疗程。

38.2.5 技术五

磁疗部位 关元、中极、肾前、三阴交。

治疗方法 旋磁法。采用旋磁治疗机,旋转磁头置于穴位上。

治疗时间 每穴 5~10 分钟,每日 1 次。

38.2.6 技术六

磁疗部位 关元、中极。

治疗方法 旋磁法。采用旋磁治疗机,旋转磁头置于穴位上。并将场强为 600Gs 的磁片贴敷于命门或肾俞穴。

治疗时间 每次 20~30 分钟,每日 1 次。

38.2.7 技术七

磁疗部位 常用耳穴有卵巢、神门、内分泌。

治疗方法 耳磁法。将磁珠贴敷于耳穴,磁珠磁场强度为 300~500Gs。

治疗时间 采用连续贴敷法。每日用手指轻轻揉压 2 次,每次 1~2 分钟。

39　带状疱疹

39.1　带状疱疹概述

39.1.1　概念

带状疱疹是由水痘-带状疱疹病毒感染所致的急性炎症性、神经性皮肤病。临床以簇集性水疱沿一侧周围神经呈带状分布伴神经痛为特征。本病可归属于中医"蛇串疮""缠腰火丹""火带疮"等范畴。

39.1.2　病因病机

（1）西医病因病理

本病系水痘-带状疱疹病毒感染所致。病毒经呼吸道黏膜侵入体内，通过血行传播，原发感染时发生水痘或呈隐性感染，而后病毒潜伏于脊神经后根或神经节的神经元内。当宿主在某种外因如恶性肿瘤、外伤、疲劳等作用下免疫功能减退，此种潜伏的病毒可再次活动，生长繁殖，一方面使受侵犯的神经节发生炎症或坏死，产生神经痛；另一方面病毒沿着神经纤维传播到皮肤，产生簇集性水疱。疱疹愈后可获终身免疫。

（2）中医病因病机

本病因情志内伤，肝气郁结，郁久化火，肝经火毒蕴积，循经外发，夹风邪则上窜头面；夹湿邪则下注于阴部或下肢，火毒炽盛则发于躯干；或因饮食不节，脾失健运，湿浊内生，湿蕴日久，酿生湿热，湿热蕴结肌肤而发；再者年老体弱者常因血虚肝旺，湿热毒盛，壅滞经脉，致气血凝滞而疼痛剧烈，病程迁延。

39.1.3　临床表现

发病前常有低热、疲乏无力、患部皮肤感觉过敏，灼热刺痛等前驱症状，持续 1～5 日，亦可无前驱症状即发疹。初发皮疹为不规则的红斑，继而出现粟粒至绿豆大小簇集性的丘疱疹，迅速变为水疱，疱壁紧张光亮，疱液透明或呈黄色、浅黄色半透明，数日后疱液可变混浊或呈出血性。2～3 周疱疹干瘪结痂自愈。皮疹多沿某一周围神经呈带状分布，发生在身体一侧，不超过正中线。好发部位依次为肋间神经、颈部神经、三叉神经和腰骶神经支配区域。同时伴有明显的神经痛，年老体虚者则疼痛剧烈，部分患者在皮疹消失后仍有神经疼痛，可持续数月，甚至更长时间。

39.1.4　诊断

本病好发于春秋季节，多见于成年人，皮疹以簇集性水疱沿一侧周围神经呈带状分布伴神经痛为临床特征；结合实验室检查，如疱疹刮片、病毒分离等有助于诊断。

39.2　磁疗技术在带状疱疹中的应用

39.2.1　技术一

磁疗部位　患病部位、相应的脊神经节处。

治疗方法　贴敷法。选择合适大小的磁片，一般将磁片贴敷于内衣或布带内，使磁片作用于治疗部位，以避免磁片碰破水疱。

治疗时间　采用连续贴敷法。

39.2.2　技术二

磁疗部位　患病部位。

治疗方法　磁贴法。将磁贴从防黏卡片上揭下后粘贴于疼痛最敏感处，每个相距 3~6cm，一般贴 3~6 个。

治疗时间　采用连续贴敷法。3 日换 1 次穴位，9 日为 1 个疗程。

39.2.3　技术三

磁疗部位　患病部位。

治疗方法　电磁法。采用低频电磁综合治疗机，电压 60V，磁场强度为 400~500Gs，交流波形。将治疗磁头敷一消毒纱布块后置于病变部位。

治疗时间　每个部位治疗 20 分钟，每日 1 次。

39.2.4　技术四

磁疗部位　患病部位、相应的脊神经节处。

治疗方法　电磁法。采用低频交变磁场或脉动磁场，将治疗磁头置于治疗部位。

治疗时间　每个部位治疗 20 分钟，每日 1 次。

39.2.5　技术五

磁疗部位　患病部位、相应的脊神经节处。

治疗方法　电磁法。采用脉冲电磁疗机，异名磁极对置于病变部位对应的脊髓或神经节的体表投影区。可配合脉冲短波治疗。

治疗时间　每次 20 分钟，每日 1 次。

39.2.6　技术六

磁疗部位　患病部位、相应的脊神经节处。

治疗方法　旋磁法。采用旋磁治疗机，旋转磁头置于治疗部位。

治疗时间　每个部位 5 ~ 10 分钟，或每次 15 ~ 30 分钟，每日 1 次。

39.2.7　技术七

磁疗部位　患病部位。

治疗方法　磁电按摩法。磁疗前先用一层清洁纱布包裹磁头，将磁电按摩器微微接触病变部位，来回移动治疗。

治疗时间　每次 15 ~ 25 分钟，每日 1 ~ 2 次。

39.2.8　技术八

磁疗部位　患病部位。

治疗方法　磁电法。采用磁电治疗机，磁头旋转时表面磁场强度为 1500 ~ 1800Gs。先用消毒纱布包裹磁头，再接通电源。启动机器，将旋转磁头表面紧贴于疼痛处皮肤。

治疗时间　每次 30 分钟，每日 1 次。

40 慢性鼻炎

40.1 慢性鼻炎概述

40.1.1 概念

慢性鼻炎是由各种原因引起的鼻黏膜及黏膜下组织的慢性炎症，包括慢性单纯性鼻炎和慢性肥厚性鼻炎。本病可归属于中医"鼻窒"范畴。

40.1.2 病因病机

（1）西医病因病理

本病可由急性鼻炎反复发作或未获彻底治疗，迁延所致。鼻腔及鼻窦的慢性疾病；临近器官病灶引起以及鼻腔用药不当或过久；慢性疾病、营养不良、内分泌失调、嗜好烟酒及免疫功能下降和变态反应亦与本病的发生有关。此外，职业及环境因素，如高温、粉尘、烟雾、刺激性气体等也可引发本病。

（2）中医病因病机

中医学认为本病的发生与肺经郁热、气虚邪滞、血瘀鼻窍有关。伤风鼻塞余邪未清，或屡感风邪久郁化热，内舍于肺与阳明经脉，肺失肃降，阳明经脉郁滞，郁热上干，与邪毒互结鼻窍；或肺气不足，清肃不力，邪滞鼻窍；脾气虚弱，运化失健，清阳不升，浊阴上干，邪滞鼻窍；邪毒滞鼻，日久深入脉络，血瘀鼻窍，窒塞不通均可导致本病的发生。

40.1.3 临床表现

慢性单纯性鼻炎可见间歇性、交替性鼻塞，多在早晚明显或加重，活动后减轻。时有鼻涕，常为黏液性或黏脓性。鼻塞时嗅觉减退明显，通畅时嗅觉好转。鼻塞重时，讲话呈闭塞性鼻音，或有头部昏沉胀痛。因鼻涕向后流入咽喉，可引起咽喉不适。慢性肥厚性鼻炎见鼻塞呈持续性和渐进性加重，可引起头昏、头痛等症。鼻分泌物较黏稠。嗅觉减退较明显。有较重的闭塞性鼻音，或伴有耳鸣、听力下降。

40.1.4 诊断

慢性单纯性鼻炎以间歇性或交替性鼻塞，下鼻甲肿胀、光滑，对血管收缩剂反应良好为诊断要点。慢性肥厚性鼻炎以鼻塞持续性或渐进性加重，下鼻甲肥大，表面呈桑椹状，或息肉样变，黏膜对血管收缩剂反应较差为诊断要点。

40.2 磁疗技术在慢性鼻炎中的应用

40.2.1 技术一

磁疗部位 风池、印堂、上星、迎香、鼻通、合谷、大椎。

治疗方法 贴敷法。选择直径 1cm 的磁片，表面磁场强度为 500～1500Gs，贴敷于治疗穴位。

治疗时间 采用连续或间断贴敷法。5 日换 1 次穴位。

40.2.2 技术二

磁疗部位 太阳、印堂、合谷、迎香、内关、外关、阿是穴。

治疗方法 贴敷法。选大小适当的磁片贴敷治疗穴位，内关敷贴磁片的北极，外关敷贴磁片的南极。

治疗时间 采用连续贴敷法。

40.2.3 技术三

磁疗部位 双侧迎香穴。

治疗方法 旋磁法。采用旋磁治疗机，旋转磁头置于治疗部位。

治疗时间 每次 10～15 分钟，每日 1 次。

40.2.4 技术四

磁疗部位 风池、印堂、上星、迎香、鼻通、合骨、大椎。

治疗方法 磁电法。磁片的一极与脉冲电疗机的输出端连接，另一极接触穴位皮肤。用胶布将磁片固定在穴位上。

治疗时间 每次 20～30 分钟，每日 1 次。

40.2.5 技术五

磁疗部位 常用耳穴有内、外鼻、肺、大肠、神门、脑点、荨麻疹点、交感等。

治疗方法 耳磁法。将磁珠或小磁片贴敷于耳穴。每次取 2~3 个穴。

治疗时间 采用连续贴敷法。每日用手指轻轻揉压 2 次，每次 1~2 分钟。5 日换 1 次穴位。

41　变态反应性鼻炎

41.1　变态反应性鼻炎概述

41.1.1　概念

变应性鼻炎主要发生于鼻黏膜，并以 I 型（速发型）变态反应为主，包括常年性变应性鼻炎和花粉症。本病可归属于中医"鼻鼽"范畴。

41.1.2　病因病机

(1) 西医病因病理

变应性鼻炎患者常有其他变态反应性疾病史，患者家族人员多有哮喘、荨麻疹病史及药物或食物过敏史。接触抗原物质如花粉、屋尘螨、真菌、动物皮屑、羽毛、化学物质等和牛奶、鱼虾、蛋类、水果、肉类等后，引发本病。

(2) 中医病因病机

本病病位在鼻，发病与肺、脾、肾关系密切。肺气虚寒，卫表不固，则腠理疏松，风寒之邪或异气易于乘虚而入，邪气循经上聚鼻窍，肺气宣降失调，津液停聚，气机受阻而发鼻鼽。脾气虚弱，健运失职，散精无力，清阳不升，鼻失滋养，御邪不力，外邪或异气从口鼻侵犯人体发为鼻鼽。肾阳亏虚，气化不足，温煦失职，摄纳无权，腠理疏松，阳虚不能温运气血上养鼻窍，鼻窍失于温养，外邪或异气易于侵袭，发为本病。

41.1.3　临床表现

喷嚏连连，每日数次阵发性发作，每次多于 3 个，甚至连续 10 个以上。多在晨起或夜晚接触变应原后立刻发作。大量清水样鼻涕，多数患者觉鼻内发痒，呈虫爬行感或奇痒难忍。花粉症患者可伴有眼睛、外耳道、软腭等处发痒。出现程度轻重不一的鼻塞，伴有嗅觉减退。

41.1.4　诊断

根据病史、症状、鼻部检查及特殊的实验室检查来诊断。病史在诊断中有重要地位。

41.2 磁疗技术在变态反应性鼻炎中的应用

磁疗方法与慢性鼻炎相同。此外还有以下方法。

41.2.1 技术一

磁疗部位 鼻部。

治疗方法 磁药物透入疗法。将"的确当"药液（0.35%新霉素、0.1%磷酸地塞米松钠）2～3滴滴入鼻腔；外加旋磁机，磁场强度为3000～4000Gs，转速为3000转/分。

治疗时间 每次20分钟，每日1次。

41.2.2 技术二

磁疗部位 主穴：取迎香（双）、合谷（双）、列缺（双）、印堂。配穴：合并荨麻疹、皮肤瘙痒、湿疹配曲池、血海；合并哮喘配肺俞、定喘；合并鼻窦炎配禾髎、通天。

治疗方法 磁提针法。在操作前需用75%乙醇溶液消毒穴位及磁提针的头部。操作时以右手拇指、食指、中指三指用握笔的姿势紧捏针柄，然后在选定的穴位上按压片刻以形成明显的凹陷，出现酸麻、胀重针感为度，手法由轻到重以患者能耐受为度，不要用力过猛以免损伤皮肤。

治疗时间 每穴按压3～5分钟，每日1次，10次为1个疗程。疗程结束后休息1周，再开始第2个疗程。

41.2.3 技术三

磁疗部位 常用耳穴内鼻、外鼻、肺区、脾区、肾上腺内分泌、皮质下。

治疗方法 综合疗法。75%乙醇溶液消毒后，过敏点内鼻、外鼻、肺区、脾区、肾上腺内分泌、皮质下诸穴中任取4～5个，用口腔科1ml无菌注射器抽取唯尔本注射液，轻点浅刺后反复皮内抽动数次，并注入药物。片刻后，斑蝥贴敷，最后以磁片盖压固定。双耳同时进行。

治疗时间 每周2次。连续治疗3个月。

42 耳鸣

42.1 耳鸣概述

42.1.1 概念

耳鸣是一种常见的临床症状，通常是指在无任何外界相应的声源或电刺激时耳内或头部所产生的声音的主观感觉。

42.1.2 病因病机

(1) 西医病因病理

耳源性耳鸣主要病因有：①外耳病变如外耳道耵聍栓塞或外耳道肿物、异物等；②中耳病变，如中耳炎、耳硬化症、鼓室内占位性病变等；③内耳病变如梅尼埃病、噪音性听力损失、老年性听力损失等；④蜗后及中枢听觉通路病变，如听神经瘤、多发硬化、脑肿瘤、血管病变等引起。非耳源性疾病由听觉系统以外的疾病，如贫血、高血压、甲亢、肾病等因素引起。

(2) 中医病因病机

本病病位在耳，发病与肝、胆、脾、肾诸脏功能失调有关。多因急性热病、反复感冒，以致邪热蒙窍，或因痰火，肝热上扰，以及体虚久病、气血不能上濡清窍所致。

42.1.3 临床表现

耳鸣的出现有时为持续性，有时为间歇性，可表现为搏动性耳鸣和非搏动性耳鸣，前者患者描述耳鸣为与心跳一致的飕飕声、嘀嗒声或轻叩声，用听诊器置于患者颞部或耳部，常可以听到这种搏动性耳鸣，后者病者描述之耳鸣如嗡嗡声、蟋蟀声、钟声或摩托声。耳鸣可同时伴有眩晕、恶心、呕吐等症状，严重者可影响正常的生活和工作。

42.1.4 诊断

采集病史，进行耳鼻喉科检查、听力学检查（如高频听力损失以及听力损失导致听觉交流障碍程度等)、心理素质诊断(如性格特征、心理承受能力及抑郁症、焦虑程度等)和影像学检查。

42.2 磁疗技术在耳鸣中的应用

42.2.1 技术一

磁疗部位 听宫、耳门、听会、完骨、翳风、外关、内关、肩井、合谷、阳溪、腕骨、阳谷、中冲、肾俞、聋中、太溪、行间、风池。

治疗方法 贴敷法。选择大小合适的磁片,表面磁场强度为 800 ~ 2000Gs,贴敷于治疗穴位。

治疗时间 采用连续贴敷法。每次取 2 ~ 4 个穴位,5 日换 1 次穴位。

42.2.2 技术二

磁疗部位 双耳。

治疗方法 电磁法。采用低频脉冲磁疗机,两个磁头对置于双目。

治疗时间 每次 10 ~ 20 分钟,每日 1 次。

42.2.3 技术三

磁疗部位 耳门(或听宫)、翳风。

治疗方法 磁电法。将脉冲电流的输出导线端与磁片的一极相连接,磁片的另一极接触皮肤,磁片以异名极用胶布固定在穴位上。

治疗时间 每次通电治疗 20 ~ 30 分钟,每日 1 次。

42.2.4 技术四

磁疗部位 常用耳穴外耳、内耳、肾、阳维、肾上腺、枕。配穴有神门、内分泌、心、胃。

治疗方法 耳磁法。将磁珠或小磁片贴敷于治疗耳穴。每次选用主配穴各 2 ~ 3 个。

治疗时间 采用连续贴敷法,隔日交换对侧耳穴。每日按压磁珠,每次 5 分钟。

42.2.5 技术五

磁疗部位 常用耳穴为神门、肝、肾、外耳、皮质下、内分泌。

治疗方法　耳磁法。先用 75% 乙醇溶液局部消毒耳郭，再用探棒探测患者耳穴的敏感点，将磁珠贴在选定的穴位敏感点上。磁珠耳压时两耳交替按压，以耳穴发热或出现热、痛、酸、胀感为度。施行耳压时，用力方向应与所贴压的耳穴垂直，且用力要均匀，以患者感觉胀痛且能忍受为度。耳磁法前可配合灸法施治，取耳门、听会、翳风、风池穴位，对准穴位采用悬灸法，治疗时间 30~40 分钟，患者感觉到内耳道内有温热感为宜。

治疗时间　贴压 3~5 日，每日用手按压 3~5 次，每次按压 2~3 分钟。

42.2.6　技术六

磁疗部位　内耳、神门。

治疗方法　耳磁法。用钐钴硼磁钢，直径 0.5cm，厚 0.2cm，用胶布包好后，对应附于耳郭的内耳、神门穴，并塞一粒于外耳道，每耳用磁钢 5 粒。

治疗时间　每日坚持磁疗至少 4 小时。